Vorbereitung auf den finalen Crash

1. Auflage September 2020

Lektorat: Michael Brückner
Satz und Layout: Martina Kimmerle
Umschlaggestaltung: Götz Mannchen

ISBN: 978-3-86445-772-2

FSC
www.fsc.org
MIX
Papier aus verantwortungsvollen Quellen
FSC® C014496

Gerne senden wir Ihnen unser Verlagsverzeichnis
Kopp Verlag
Bertha-Benz-Straße 10
72108 Rottenburg
E-Mail: info@kopp-verlag.de
Tel.: (0 74 72) 98 06-10
Fax: (0 74 72) 98 06-11

Unser Buchprogramm finden Sie auch im Internet unter:
www.kopp-verlag.de

Volker Nied

Vorbereitung auf den finalen Crash

Ein Insider packt aus

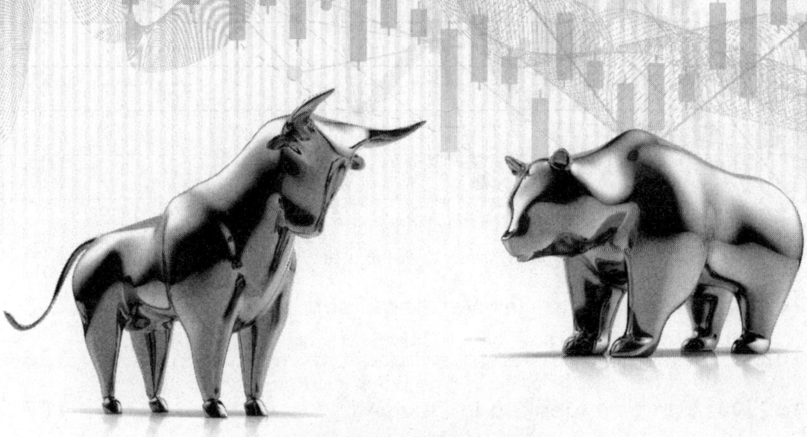

KOPP VERLAG

Inhalt

Vorwort

Liebe Leserin, lieber Leser,

vielleicht fragen Sie sich, wie es zu diesem Buch gekommen ist. Was hat mich motiviert, meine Gedanken und Einschätzungen zu Papier zu bringen – wohlwissend, dass ich viele von Ihnen damit ängstigen werde?

Es begann mit einigen Beiträgen zu den Themen Goldverbot und Lastenausgleich, die ich im Finanzmagazin *Smart Investor* publiziert habe. Danach fragten viele Leser, wie sie sich am besten auf den bevorstehenden finalen Crash vorbereiten könnten. Theoretisch lassen sich die Lösungen in wenigen Sätzen darstellen. Aber wenn Sie als Leser solchen Ratschlägen folgen wollen, brauchen Sie Hintergründe und Erklärungen, weshalb Sie bestimmte Maßnahmen vornehmen sollten. Nur wenn Sie detailliertes Hintergrundwissen erhalten, können Sie mit einem guten Gefühl notwendige Entscheidungen treffen. Hierzu soll dieses Buch dienen.

In der Anlageberatung gibt es eine Vielzahl von Kollegen, die sich in ihrer Materie gut auskennen. Die meisten aber sind ausschließlich mit ihrem Fachgebiet fest verankert. Sie sehen nicht die vielfältigen volkswirtschaftlichen Zusammenhänge und die sich daraus ergebenden Konsequenzen – weder für ihr Fachgebiet noch für Sie als Anleger. Viele wollen sie auch nicht sehen.

Im Laufe meiner beruflichen Tätigkeit habe ich in den meisten Anlagebereichen gearbeitet und besondere Erfahrungen gewinnen können. Die Welt der Banken konnte ich in über 25 Jahren fast in all ihren Facetten sehr intensiv kennenlernen. Als früherer Teilhaber einer Immobilien-Anlagegesellschaft habe ich sehr heftige Markteinbrüche in leitender Managementposition miterlebt. Besonders in meiner 10-jährigen Tätigkeit als Unternehmenssanierer musste ich an der Seite meiner Kunden erfahren, wie wirtschaftliche Werte in kritischen Situationen dramatisch verfielen. Durch langjährige Krisenerfahrungen erhielt ich die Praxis, mit Problemsituationen umzugehen, und zwar unaufgeregt, sachlich und ohne die in Zwangslagen üblichen Ängste.

In der Vermögensberatung der vergangenen 10 Jahre folgte ich immer dem Grundsatz: Rendite ist gut und wichtig, aber es gilt unter allen Umständen die vorrangige Devise, Vermögensverluste zu vermeiden. Große Vermögensverluste können Sie als Anleger nie wieder verdienen. Dies sollten Sie sich als Investor immer verinnerlichen. Die Darstellungen der einzelnen Vermögensklassen in diesem Buch beleuchten die jeweiligen Risiken im Hinblick auf das, was uns in der Zukunft erwarten wird. Diese in die Zukunft gerichtete Sichtweise unterscheidet sich deutlich von den heute üblichen Betrachtungsweisen.

Die Corona-Krise hat erstmals einer breiten Anlegerschaft aufgezeigt, wie schnell sich ein »finanzieller« Sturm entwickeln kann. Die zu erwartenden wirtschaftlichen Folgen sind heute – Stand Juni 2020 – für die meisten noch nicht konkret ersichtlich. Jedoch sind bereits jetzt für versierte Krisenmanager die Gefahrenherde klar erkennbar. Auch konnten wir alle sehen, wie rasend schnell sich die Corona-Krise »wirtschaftlich« ausgebreitet hat.

Auf Szenarien wie diese und noch wesentlich verheerendere gilt es sich gut vorzubereiten.

Ihr Volker Nied

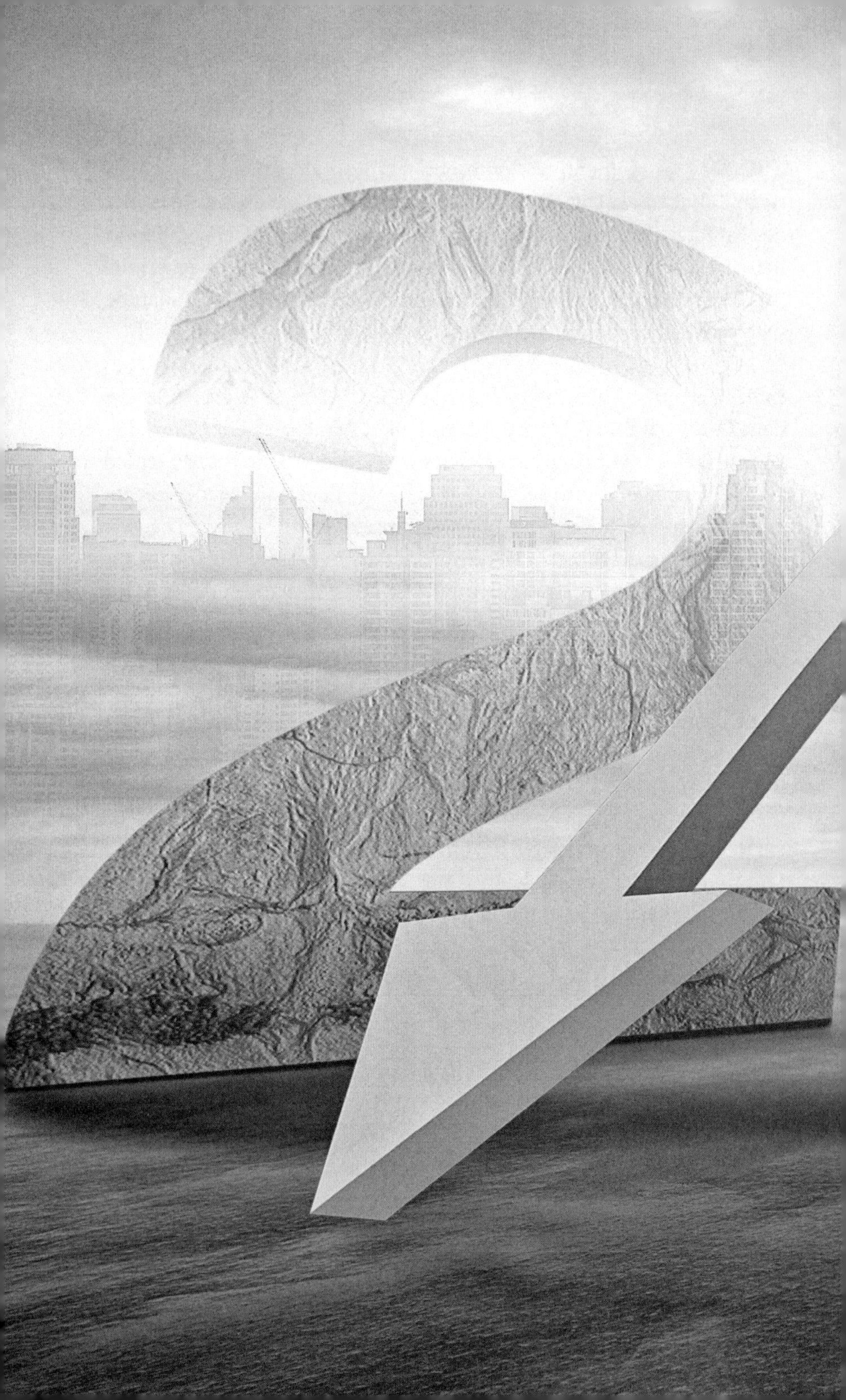

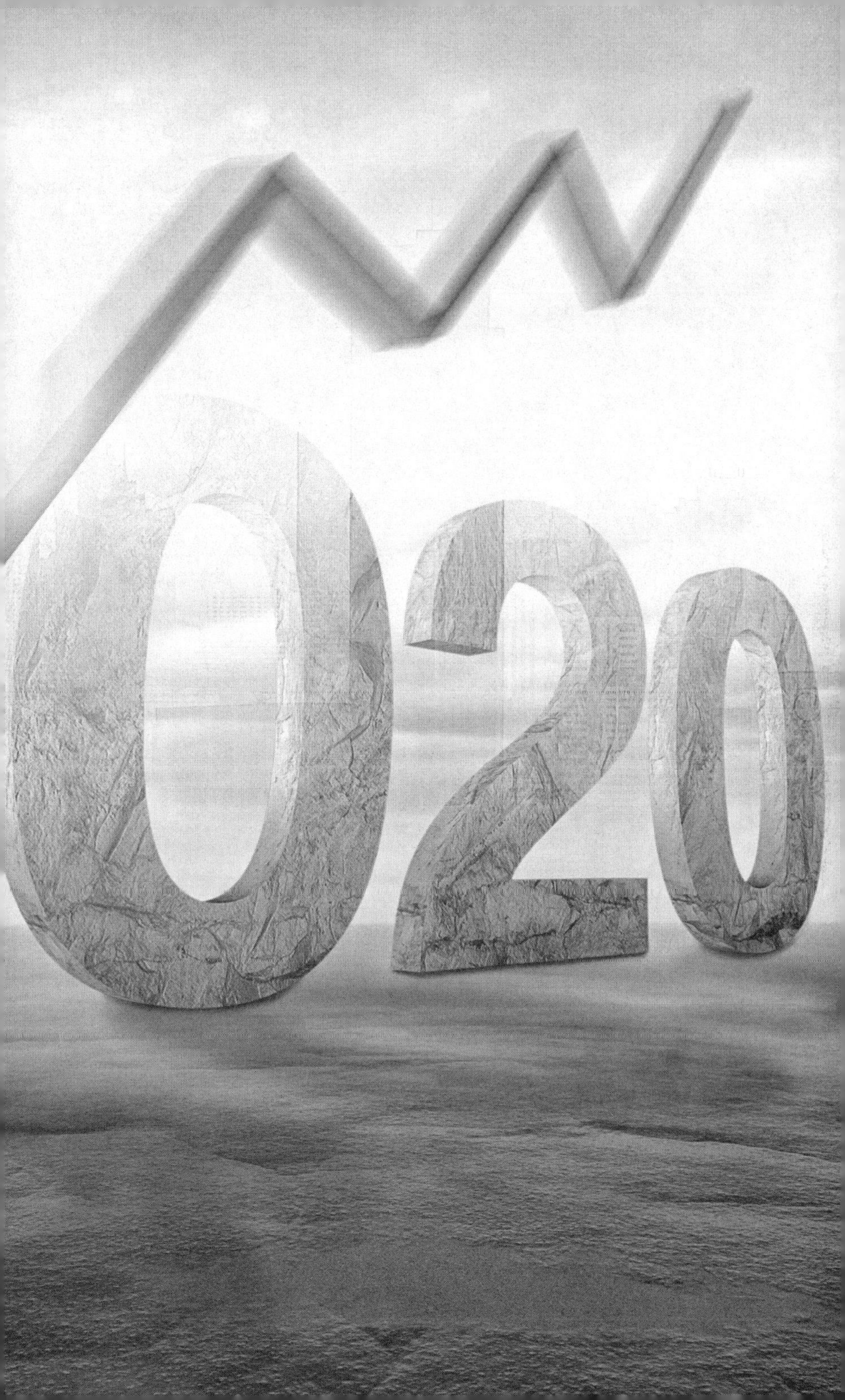
O2O

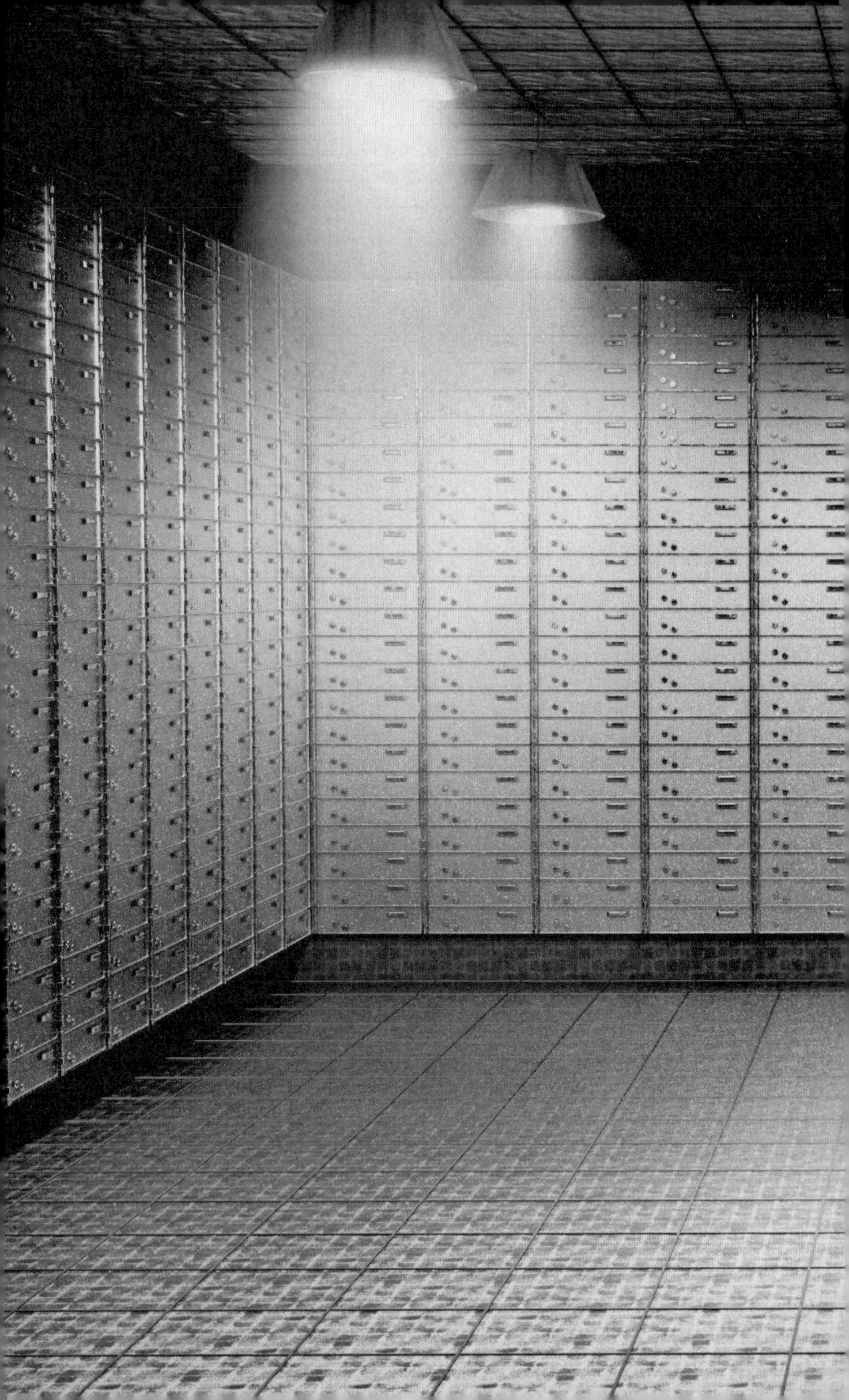

1.

Grundsätzliche Gedanken

Seit einigen Jahren bereite ich Kunden auf die drohende Währungsreform sowie den aus meiner Sicht dann folgenden Lastenausgleich vor. Die Erkenntnisse aus jahrelangen Recherchen sind die Grundlage der im vorliegenden Buch dargelegten Analysen, Darstellungen und Prognosen. Ebenso fließen Erfahrungen aus einer Vielzahl von Kundenberatungen ein. Aus diesen Gesprächen habe ich folgende wichtige und grundlegende Erkenntnisse gewonnen, die das Verhalten der Menschen bestimmen:

- die Gier nach mehr
- das Festhalten an bisherigen Erfolgsmodellen beziehungsweise die Unfähigkeit, loszulassen

Die Gier nach mehr

Das uns allen innewohnende Verlangen nach »mehr« wurde vor allem geprägt durch den jahrzehntelangen Aufschwung. Der heutige Zeitgeist, noch mehr zu verdienen oder sein Vermögen immer weiter zu vermehren, liegt in uns allen – allerdings mehr oder weniger stark ausgeprägt. Ein zu starkes Verlangen nach »mehr« lässt ein Reflektieren der bisherigen Investitionen beziehungsweise Geldanlagen auf die Zukunft nur sehr beschränkt zu. Eventuell notwendige Vermögensumschichtungen werden dann gar nicht erst erwogen. Dies bemerke ich häufig in meinen Kundengesprächen.

Das Loslassen bisheriger Erfolgsmodelle

Heute vermögende Menschen sind geprägt durch einen fast 70-jährigen Wirtschaftsaufschwung. Kurzzeitige Krisen, zum Beispiel die Lehmann-Krise 2008, hat das vorherrschende Wirtschaftssystem immer (mehr oder weniger) überwunden.

Drei Krisen seien hier exemplarisch erwähnt:

1. Die Dotcom-Blase des »Neuen Marktes«: Bis etwa zum Jahr 2000 vervielfachten sich die Aktienkurse. Im Jahr 2000 platzte die »Blase«. Viele Kleinanleger verloren ihr Vermögen. Aber andere Aktien stiegen während der Folgejahre. Die Aktienwelt, so schien es, war wieder in Ordnung.

2. Die Lehman-Krise im Jahr 2008: Aufgrund des ab dem Jahr 2001 niedrigen Zinsniveaus engagierten sich die Amerikaner spekulativ im Immobilienmarkt. Es entstand eine ungeheure Immobilienblase. Banken beliehen die Immobilien der Kunden teilweise mit über 100 Prozent. Die Kredite wurden gebündelt in Spezialgesellschaften, die diese »Kreditpakete« von den Banken übernahmen. Ratingagenturen versahen diese Produkte mit guten Noten. Anschließend wurden diese »Kreditpakete« an andere Banken und Anleger verkauft. Nach dem Platzen der Immobilienblase stellte sich eine Mehrzahl der vergebenen Kredite als wertlos heraus. Die Preise der amerikanischen Immobilien fielen drastisch. Auch die Aktienmärkte brachen stark ein. Das Bankhaus Lehman ging in Konkurs und zog andere Banken weltweit in Mitleidenschaft. Konzertierte Aktionen der weltweiten Zentralbanken, des IWF und weltweit staatliche Konjunkturprogramme wendeten das Schlimmste ab. Die Preise der Aktien und Immobilien haben sich größtenteils erholt. Neue Aktien- und Immobilienblasen sind entstanden. Alle jubeln, es ist alles wieder beim Alten. Zu der hieraus

resultierenden weltweiten Schuldenspirale finden Sie in Kapitel 2 »Aktuelle Gefahrenherde für die Weltwirtschaft« weitere Informationen.

3. Die Corona-Krise im ersten Halbjahr 2020: Unter dem Eindruck einer weltweiten Pandemie wurde die komplette Wirtschaft in einen Lockdown versetzt. Die bisher erkennbaren Auswirkungen (Stand Juni 2020) auf die Weltwirtschaft sind sprunghaft gestiegene Arbeitslosenquoten – vor allem in den USA – sowie eine Reihe von Firmenzusammenbrüchen. Die Aktienmärkte brachen zunächst um etwa 40 Prozent ein. Dennoch erholten sich die Börsenkurse anschließend sehr schnell trotz extrem schlechter Wirtschaftsaussichten für die kommenden 6 bis 18 Monate. Eine detaillierte Beleuchtung der Geschehnisse finden Sie im weiteren Verlauf dieses Buches.

Anleger in Aktien und Immobilien müssen heute den Eindruck gewinnen, dass ihre Investments im Wesentlichen erfolgreich waren. Selbst nach einer künftig möglichen Krise wird alles weiterlaufen – so denken zumindest viele bislang von Erfolg gekrönte Investoren.

Das Festhalten an bisherigen Erfolgsmodellen kann aber künftig zu ganz erheblichen Vermögensverlusten führen. Hierauf gehe ich in den Kapiteln über Aktien und Immobilien detailliert ein.

2.

Aktuelle Gefahrenherde für die Weltwirtschaft

Unsere derzeit noch als »heil« erscheinende Weltwirtschaft kann abrupt zusammenbrechen. Spätestens die im Frühjahr 2020 aufgetretene weltweite Corona-Pandemie hat uns gezeigt, wie schnell Ereignisse die ganze Welt überschatten können. Hätten wir eine solche Pandemie mit ihren fatalen und globalen Auswirkungen noch im Januar 2020 für möglich gehalten? Eher nicht, da werden Sie mir sicher zustimmen.

Die heutigen Gefahrenherde lassen sich wie folgt einteilen:

- Bankencrash
- Börsencrash
- Immobiliencrash
- Staatsbankrott
- »Schwarze Schwäne«

2.1 Bankencrash

Auslöser der Lehman-Krise (2008/2009) war zunächst eine immense Immobilienblase in den USA. Finanziert wurden die spekulativ übertriebenen Häuserwerte – wie schon erwähnt – teils mit über 100 Prozent. Jeder Amerikaner bekam Kredite – quasi ohne Überprüfung der Kreditwürdigkeit. Die nicht werthaltigen Kredite wurden in Form von »Kreditverbriefungen« gebündelt, mit guten Ratings versehen und dann an andere Banken sowie institutionelle Investoren verkauft. Als dann die Federal Reserve Bank die Zinsen anhob, platzte die Immobilienblase. Zudem kamen die unseriösen Kreditgeschäfte und Missbräuche der Ratingagenturen ans Tageslicht. Die Lehman-Bank ging aufgrund dieser Kreditvergaben in Konkurs. Verschiedene, auch internationale Banken gerieten ins Wanken. Nur durch gemeinsame Rettungsaktionen der Notenbanken und Staaten konnte ein Crash des Finanzsystems abgewendet werden.

Situation heute:

- Seit dem Zusammenbruch des Bankhauses Lehman Brothers (USA) im Jahr 2008 wird die Welt durch anhaltende, sich immer weiter verstärkende Krisen sozusagen in Atem gehalten.
- Reformen durch Regierungen, staatliche Finanzorganisationen und Zentralbanken folgen seither aufeinander. Es ist aber absehbar, dass keine dieser Maßnahmen den gewünschten nachhaltigen Erfolg bringen wird.
- Die Banken sitzen weltweit auf uneinbringlichen Immobilienkrediten und Staatsanleihen (großenteils nicht werthaltige Wertpapiere beziehungsweise Kredite mit vermeintlich guten Ratings); die Summen der notleidenden Forderungen übersteigen das Eigenkapital der Banken um ein Vielfaches.
- Die Corona-Krise hat bereits gezeigt, dass viele Privatleute, aber auch Firmen, ihre derzeitigen Schulden wegen Verdienst- beziehungsweise Umsatzausfällen nicht mehr bedienen können.
- Politik und Finanzwirtschaft (weltweit) hoffen seit Jahren, die offenkundige Systemkrise durch Inflation lösen zu können – zulasten der Gläubiger beziehungsweise Anleger.
- Weltweit reflektieren die Wirtschafts- und Schuldenstatistiken nicht die Realität.

Falls eine Bank oder gar mehrere große Institute in Schieflage geraten, droht der Zusammenbruch des Finanzsystems. Im Jahr 2008 ist die

Welt nur ganz knapp um einem Bankencrash herumgekommen. Im Übrigen unterstützt und subventioniert die Europäische Zentralbank (EZB) mit ihren Ankaufsprogrammen die europäischen Banken – teilweise sogar mit Minuszinsen. So erhalten auch weniger kreditwürdige Banken (»Zombie-Banken«) ihre langfristigen Finanzierungen.

Hand aufs Herz, liebe Leserinnen und Leser: Glauben Sie, das könnte ewig so weitergehen? Ich glaube es nicht!

Den Banken bricht das klassische Geschäft weg. Früher haben Kreditinstitute Kundengelder eingesammelt und zu höheren Zinsen an Privatleute und Firmen ausgeliehen. Von der erzielten Zinsspanne lebten die Banken. Heute sind Kundeneinlagen für die Kreditinstitute eher eine Last. Die Großbanken der Euro-Zone erhalten Liquidität von der EZB, meist zu einem geringen Minuszins. Dieses Geld wird im großen Stil in Staatsanleihen investiert. Es handelt sich dabei um Anleihen von Ländern, die höhere Zinsen bezahlen: zum Beispiel Spanien, Portugal, Italien und Griechenland. Ob diese Länder ihre Anleihen je bedienen können, ist jedoch mehr als fraglich. Die Zinsmarge für die Großbanken ist bei diesen Transaktionen sehr hoch. Dieses extrem gefährliche Modell ist nur möglich, da gemäß der heutigen Banken-Gesetzeslage die Anleihen der Euro-Länder bei Banken als »risikofrei« eingestuft werden! Dieses »Casino-Banking« wird heute in ganz großem Stil betrieben. Hier schlummern ungeheure Risiken in den Bilanzen der Geldinstitute. Einen Vorgeschmack haben wir vor einigen Jahren in der Griechenlandkrise erhalten. Die konzertierten Rettungsaktionen (IWF, EZB, europäische Staatsgarantien) hatten den Hauptzweck, eine gefährliche Kettenreaktion in der Staatsfinanzierung durch Banken zu verhindern.

Bail-in-Thematik

Die Bundesanstalt für Finanzaufsicht (BaFin) schreibt wörtlich:

»Gerät ein Kreditinstitut in Schieflage, so können seit dem 1. Januar 2017 im Falle der Insolvenz auch unbesicherte Schuldtitel herangezogen werden, und zwar unmittelbar nach den Eigentümern – das sind meist die Aktionäre – und nachrangigen Gläubigern. Grundlage ist das Instrument der Gläubigerbeteiligung, auch Bail-in genannt.«[1]

Im Klartext heißt dies, Anleger und Sparer werden bei Bankenschieflagen künftig sehr wahrscheinlich beteiligt werden, egal ob mit Anleihen oder Kontengeldern. Zum 1. Januar 2015 trat hierzu das SAG (Sanierungs- und Abwicklungsgesetz) in Kraft. Nun kann die Bundesanstalt für Finanzdienstleistungsaufsicht bei drohender Insolvenz einer systemrelevanten Bank Kundengelder einziehen oder in Aktienbeteiligungen umwandeln.

2.2 Börsencrash

Seit Jahren steigen die Börsenindizes von Jahr zu Jahr in astronomische Höhen. Die von Zeit zu Zeit erfolgten Kurseinbrüche wurden immer wieder kompensiert. Die Kursverluste waren wieder ausgeglichen und die Aktien stiegen immer weiter nach oben. Sogar nach dem Einbruch infolge der Corona-Krise ging es 2020 wieder in erstaunlichem Tempo nach oben.

Lassen Sie uns einen Blick auf die treibenden Faktoren werfen. An erster Stelle wären zu nennen:

- Aktienrückkäufe durch Großunternehmen
- Kurspflege durch die Zentralbanken
- Aufspringen institutioneller Investoren

Aktienrückkäufe von Großunternehmen

In Zeiten des »billigen Geldes« sind die von den Unternehmen zu zahlenden Dividenden ein erheblicher »Kostenfaktor«. Die derzeitige Zinssituation erlaubt es den Firmen, sich Geld am Kapitalmarkt zu Zinssätzen zwischen 0 und 1 Prozent auszuleihen. Mit dem Rückkauf eigener Aktien, für die Dividenden von etwa 5 bis 8 Prozent zu zahlen wären, sparen die Unternehmen somit Dividenden von 4 bis 7 Prozent. Anstatt der Kosten für Dividenden von 5 bis 8 Prozent entsteht nämlich nur ein sehr geringer Zinsaufwand. Die Gewinnsituation der Firmen erhöht sich. Die Aktienkurse steigen (Verminderung des Aktienangebotes). Die Manager erhalten Sonderprämien. Die Aktionäre erfreuen sich weiterer Kursgewinne. Allerdings werden die Unternehmen in schlechten Wirtschaftszeiten krisenanfälliger – wegen des nun geringeren Eigenkapitals.

Kurspflege durch die Zentralbanken

Zur »Marktpflege« und Aufbesserung der wirtschaftlichen Stimmung investieren Zentralbanken auch in Aktien oder Aktienindizes. Das bekannteste Beispiel stammt aus den USA. Ronald Reagan gründete eigens das sogenannte »Plunch Protection Team« (PPT). Diese staatliche Organisation darf jederzeit zur »Kurspflege« in die Aktienmärkte eingreifen. Auch andere Zentralbanken betätigen sich am Aktienmarkt zur Kurspflege. Hierzu folgender Chart des deutschen Aktienindex DAX (siehe folgende Seite).

Am 8. Mai 2020 hatte der DAX fast 50 Prozent seines Kurseinbruchs wegen der Corona-Krise wieder aufgeholt. Die Wirtschaftsaussichten für das Geschäftsjahr 2020 waren aber sehr schlecht. Viele Unternehmen würden ein sehr verlustreiches Jahr haben, so viel war klar. Exemplarisch sei der in Anhang 2 abgedruckte Artikel angeführt – er beschreibt die damals schon verheerende Situation der deutschen Autoindustrie. Am 8. Mai schreibt *Cash.ch* unter Bezug auf namhafte Quellen, Deutschland stünde 2020 vor einer tiefen Rezession.[2] Wie

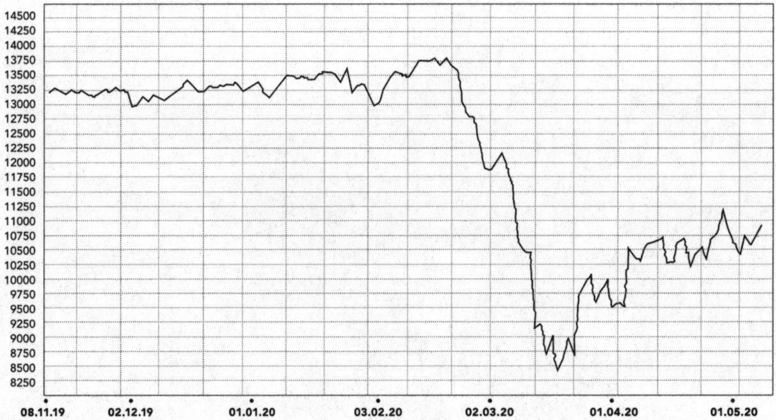

Chart Dax / Quelle: www.cash.ch

kann es möglich sein, dass bei derart schlechten Wirtschaftsaussichten der DAX wieder stark gestiegen ist? Dies ist nur mit einer wahrscheinlichen »Kurspflege« großer Zentralbanken zu begründen. Es sollte wohl ein noch größerer Börsencrash verhindert werden.

Aufspringen institutioneller Investoren

Sobald die großen Investoren von einer Marktpflege durch Zentralbanken erfahren, steigen diese wieder in den Aktienmarkt ein und beschleunigen den Kursanstieg. Sie sind allerdings die Ersten, die bei einer Trendumkehr auch wieder abspringen.

Spiegel Online beschrieb 2009 den Börsencrash von 1929:

»(Aktien)Werte im freien Fall:
Mit dem Crash der New Yorker Börse begann 1929
die schlimmste Weltwirtschaftskrise des 20. Jahrhunderts.
Millionen Menschen verloren ihr Vermögen,
ihren Arbeitsplatz, ihre Rente – und den Glauben
an die Marktwirtschaft.«

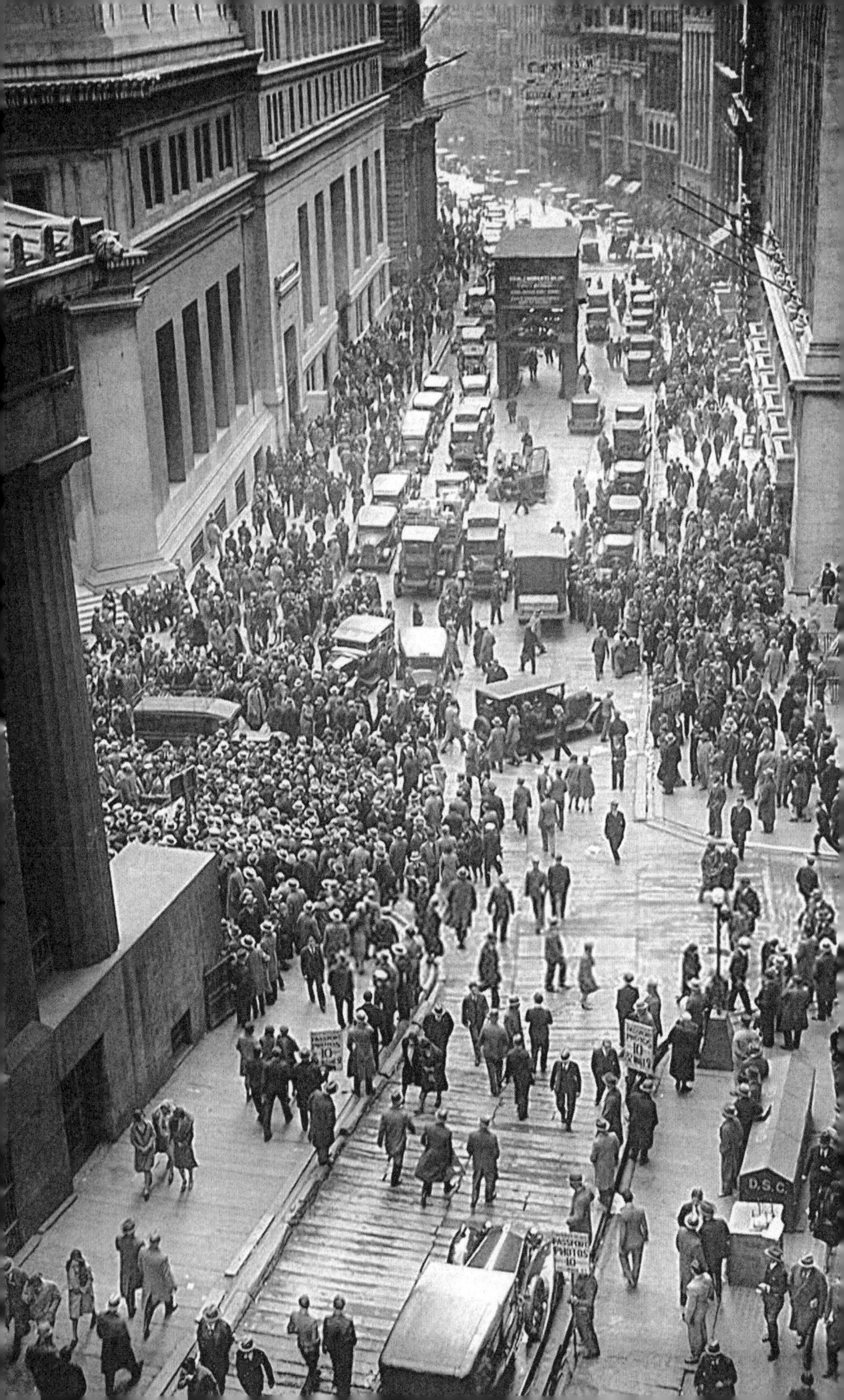
D.S.C.

Eine Menschenmenge versammelt sich nach dem Börsencrash von 1929 an der Wall Street.

Ausgelöst wurde die Weltwirtschaftskrise durch ungeheuerliche Blasen bei Aktien- und Immobilienanlagen.

Der erste Börsencrash 1929 löste bei den amerikanischen Anlegern helle Panik aus. Sie versammelten sich vor der New Yorker Börse. Es gab unzählige Bankrotte von Privatpersonen, Unternehmen und Banken. Rund 2500 Banken gingen in Konkurs oder wurden geschlossen.

Anmerkung:

Den kompletten Artikel finden Sie in Anhang 1 dieses Buches. Bitte lesen Sie sogleich den Artikel, zumindest in Auszügen.

2.3 Immobiliencrash

In Kerneuropa (vor allem in Deutschland und der Schweiz) sowie in anderen Ländern (etwa China und Kanada) existieren derzeit Immobilienblasen. Oft sind Immobilien mit sehr hohen Bankdarlehen finanziert. Ein Platzen der Immobilienspekulationen würde neben einer Vielzahl an Insolvenzen auch zum Zusammenbruch von Banken führen. Dies ist gut beschrieben im bereits zitierten Artikel von *Spiegel Online*. In den genannten Ländern bestehen zwar Immobilienblasen, jedoch dürfte ein möglicher Immobiliencrash derzeit (noch) nicht zu einem Zusammenbruch unseres Finanzsystems führen. Ginge ein Immobiliencrash mit einem Börsencrash einher, hätten wir allerdings eine ähnliche Situation wie 1929 in den USA.

2.4 Staatsbankrott

Sie meinen, ein Staat könne nicht pleitegehen? Dann schauen Sie sich bitte einmal die nachfolgende Statistik an:

Staatsbankrotte der vergangenen 200 Jahre in Europa	
Deutschland: **7**	Griechenland: **5**
Italien: **1**	Niederlande: **1**
Österreich: **7**	Polen: **3**
Portugal: **6**	Rumänien: **3**
Russland: **5**	Spanien: **8**
Türkei: **6**	Ungarn: **7**

Quellen: C. Reinhart, K. Rogoff

Anmerkung:
Geschichtlich betrachtet treten Staatsbankrotte in langen Zeitintervallen immer wieder auf. Nur waren wir in Europa die vergangenen 70 Jahre davon verschont geblieben.

Die Europäische Zentralbank (EZB) versucht seit Jahren, mit ihren Anleiheprogrammen die europäischen Staaten zu stützen. Derzeit laufen diesbezüglich auch sogenannte Nothilfeprogramme. Erstens stützt die EZB die nicht kreditwürdigen Länder. Zweitens subventioniert die EZB, teils mit Minuszinsen, die europäischen Staaten.

Weltweit gelten von den großen Ländern die folgenden allgemein als besonders gefährdet:

China, USA, Spanien, Portugal, Italien und Japan. Der Rettungsfall Griechenland ist hinreichend bekannt. Deutschland gilt heute »offiziell« als eines der solidesten Länder. Inwieweit dies so stehen bleiben kann, sehen wir uns später im Kapitel »Lastenausgleich« an.

2.5 Schwarze Schwäne

Im Finanzwesen wird der Schwarze Schwan vom amerikanischen Börsenhändler Nassim Nicholas Taleb wie folgt beschrieben: »Ein Schwarzer Schwan ist ein Ereignis, das selten und höchst unwahrscheinlich ist.« Die Auswirkungen dieses Ereignisses sind jedoch katastrophal. Im weitläufigen Sinne werden heute auch andere Ereignisse als »Schwarze Schwäne« beschrieben. Etwa die Nuklearkatastrophe in Fukushima in Verbindung mit dem Tsunami (also sehr gravierende und folgenreiche Naturereignisse), extreme Terrorakte (9/11 – World Trade Center), ein europaweiter lang anhaltender Stromausfall usw.

Ein gutes Beispiel ist auch die weltweite Corona-Pandemie im Frühjahr 2020. Wohl kaum jemand hätte bei der Leistungsfähigkeit der heutigen Medizin mit solch gesundheitlichen, vor allem aber wirtschaftlichen Auswirkungen gerechnet. Ich empfehle Ihnen in diesem Zusammenhang den Beitrag von Torsten Groß in Anhang 2 des vorliegenden Buches. Er beschreibt die fatalen Auswirkungen der Corona-Krise auf die deutsche Automobilwirtschaft. Die Folgen der Corona-Krise für Deutschland werden in den Kapiteln 4 »Die ›Große Depression‹« und 6 »Lastenausgleich / Vermögensabgaben« nochmals aufgegriffen.

3.

Schuldenschnitte und Währungsreform

Für Sie als Anleger stellt sich die Frage, in welchen Fällen Sie durch Schuldenschnitte oder eine Währungsreform betroffen sein könnten:

- Crash einer einzelnen Bank
- Crash verschiedener Banken mit Kollaps des Finanzsystems
- Börsencrash mit Kollaps des Finanzsystems
- Staatsbankrott

Die Auswirkungen der einzelnen Szenarien sollen im Folgenden untersucht werden.

3.1 Crash einer einzelnen Bank

Die Anleger werden in diesem Fall mit einer Ausfallquote konfrontiert. Beschrieben habe ich dies oben mit der »Bail-in«-Regelung. Betroffen sind von dieser Regelung alle Kontoguthaben bei einer Bank sowie die Anleihen dieser Bank. Sollten Sie Aktionär des betreffenden Instituts sein, dann hätten Sie natürlich einen großen Kursverlust zu verkraften. Offen ist heute, ab welcher Guthabenhöhe die Bankkunden zur Kasse gebeten werden, also ob erst ab 100 000 Euro oder bereits bei Beträgen darunter. Bei zugewiesenen Verlusten von unter 100 000 Euro dürfte wahrscheinlich der Einlagensicherungsfonds den betreffenden Betrag abdecken.

Crash verschiedener Banken / Börsencrash mit Kollaps des Finanzsystems

Beide in der Zwischenüberschrift genannten Szenarien dürften miteinander einhergehen. Bei solchen Ereignissen werden die Anleger große Teile ihrer Einlagen verlieren. Besonders hoch werden die Verluste dann sein, wenn sich herausstellt, dass die Banken enorme Beträge uneinbringlicher Kredite ausgegeben haben. Staatsschulden ohne Aussicht auf Rückzahlung werden das finanzielle Desaster noch deutlich erhöhen. Ein deutscher Einlagensicherungsfonds kann bei einem Bankensystemcrash selbst Einlagen von Kleinanlegern nicht mehr schützen. Die Verlustbeträge sind in der Summe dann einfach viel zu hoch. Aktienbesitzer werden große Verluste einfahren. Ein Börsencrash im Ausmaß von 1929 ist dann unausweichlich.

Auf jeden Fall werden beide Varianten dann in eine »Große Depression« münden. Hier verweise ich erneut auf den *Spiegel-Online*-Artikel »Große Depression«.

3.2 Staatsbankrott

Seit Jahren sehen wir, wie die Zentralbanken (vor allem EZB und Federal Reserve Bank) die überschuldeten Staaten stützen. Durch ungeheuerliche »Gelddruck«-Maßnahmen wird das bestehende Finanzsystem aufrechterhalten. Ein isolierter Staatsbankrott – ohne eine »Große Depression« – ist eher unwahrscheinlich. Das »Gelddrucken« könnte – isoliert betrachtet – durchaus noch 2 bis 3 Jahre fortgesetzt werden. Sollte einer der südlichen Euro-Staaten ins Wanken geraten, so würden voraussichtlich unverzüglich Rettungsmaßnahmen, vergleichbar mit der Griechenlandrettung, in Gang gesetzt werden.

Ein Auseinanderbrechen der Euro-Zone würde ein gigantisches Chaos verursachen. Vor allem wäre damit zu rechnen, dass ein austretendes Euro-Land erklären würde, seinen Zahlungsverpflichtungen nicht mehr nachzukommen.

4.

Die »Große Depression«

Der Ökonom Daniel Stelter schrieb zu den Ereignissen nach der Lehman-Krise, dass eine Wiederholung der Großen Depression von 1929 bis 1933 nochmals abgewendet werden konnte. Stelter wörtlich: »Je höher verschuldet das System ist, desto größer ist jedoch die Krisenanfälligkeit. Und desto bedrohlicher auch jede Krise. Deshalb mussten die Notenbanken immer heftiger intervenieren, was wiederum einen Anreiz gab, noch mehr Schulden zu machen, weil es nochmals deutlich billiger wurde. Das Medikament, das die Notenbanken geben, verstärkt die Krankheit. So auch in den letzten zehn Jahren. Statt ein Sinken der Schuldenlast zu bewirken, haben die Notenbanken den Schuldenberg weiter aufgebläht. Die Welt ist mit über 325 Prozent des Bruttoinlandsprodukts verschuldet, 75 Prozentpunkte mehr als 2007. Diese Schuldenlast ist nur zu immer tieferen Zinsen tragbar.«[3]

Wie *Spiegel Online* und eine Reihe von Wirtschaftsexperten (zum Beispiel Professor Eberhard Hamer, Daniel Stelter, Gerald Celente, Egon von Greyerz und viele andere) darstellen, ist ein weltweiter Crash nur eine Frage der Zeit – ob nun in Form eines Banken-/Börsencrashs oder eines anderen gravierenden Ereignisses (zum Beispiel einer Zuspitzung der Corona-Pandemie).

Zwangsläufig würden dann Schuldenschnitte beziehungsweise Währungsreformen erfolgen. Eine »Große Depression« ist dann nur noch die unausweichliche Konsequenz. Die im Frühjahr 2020 begonnene Corona-Krise hätte die Intensität, eine »Große Depression« weltweit auszulösen.

Die bisherigen Ereignisse der Corona-Krise

Stand Juni 2020

- Großteiliger Produktionsstillstand in den Industrieländern
- Absatzeinbrüche der Industrie von durchschnittlich 20 Prozent – Automobilindustrie bis zu 80 Prozent (Deutschland)
- Absatzeinbrüche beim Handel – mindestens 20 Prozent auf das Jahr 2020 umgerechnet (Deutschland)
- Keinerlei Umsätze in der Gastronomie für mindestens 2 Monate, danach langsam einsetzende Erholung (Deutschland)
- 40 Millionen Arbeitslose in den USA
- 11 Millionen Kurzarbeiter in Deutschland
- Umschuldungen bei den Banken (Handel, Privatkonsumenten etc.)
- Von der Corona-Krise betroffene Mieter können ihre Mieten nicht mehr bezahlen.
- Konsumzurückhaltung der Menschen wegen hoher Einkommensverluste
- Die Anzahl noch einsetzender Unternehmenskonkurse ist derzeit noch nicht zu ermessen.
- Die Zahl der Corona-Neuinfektionen stieg im Sommer 2020 in den USA auf ein Rekordniveau.
- Dennoch kam es an den wichtigsten Börsen zu einer Kursrally.[4]

Auch die derzeitigen Vermögenspreisblasen bergen hohe Risiken, sollten die Spekulationen platzen. Hierzu führt Stelter aus: »Je höher die Bewertungen an den Vermögenswerten, desto größer die Gefahr von Einbrüchen, wenn die Blasen hin und wieder platzen. Dies hat aber verheerende Folgen für die Realwirtschaft, weil die Nachfrage sinkt und vor allem, weil das Finanzsystem sofort wieder ins Wanken gerät. Fallen die Vermögenspreise, verlieren die Kreditgeber Geld und die Banken stehen wieder vor einer neuen Finanzkrise. Dies zwingt

Unruhen vor dem Arbeitsamt Nordost Berlin. Durch Zahlungsstockungen bei dem Arbeitsamt Nordost am Wilhelm Kreise Ufer in Berlin kam es am 4. Mai 1932 zu großen Massenansammlungen und Unruhen der Erwerbslosen. Das Bild zeigt die Menschenmenge vor dem Arbeitsamt.

die Notenbanken bei ihrer Geldpolitik, immer mehr auf die Finanzmärkte zu blicken. Letztlich sind sie gezwungen die Vermögensmärkte mit immer billigerem Geld zu stabilisieren. Die Zinsen müssen also morgen noch tiefer sein, weil sie heute schon tief sind.«[5]

Die Bundesrepublik Deutschland hat verschiedene Corona-Pakete geschnürt, und zwar in der Gesamtsumme von rund 1,6 Billionen Euro. Zu der heute (extrem) hohen Verschuldung Deutschlands verweise ich auf das nächste Kapitel 6 »Lastenausgleich / Vermögensabgaben«.

In dem sehr lesenswerten Beitrag »Wie aus einer Rezession eine ›Große Depression‹ wird« setzt sich Antony P. Mueller mit dem Buch *Americas Great Depression* (Rothbard) sowie neuzeitlichen Erkenntnissen der Großen Depression von 1929 bis 1933 auseinander.[6]

Über die Dauer einer »Großen Depression« schwelgen viele »Crashpropheten« in optimistischen Szenarien. Einige jedenfalls meinen, nach 3 Jahren sei die Krise beendet und nach 5 Jahren würden wir wieder unser heutiges Wirtschaftsniveau erreicht haben. Ein Blick in die Geschichte bringt Aufklärung.

Deutschland

Die hohen Reparationszahlungen wegen des verlorenen Ersten Weltkrieges trieben Deutschland ab 1920 in den Ruin. Spätestens mit dem Zusammenbruch durch die Hyperinflation befand sich Deutschland in einer sehr schlechten Wirtschaftssituation. Die Bevölkerung verarmte in den Folgejahren. Die Lage verschärfte sich nochmals durch die Weltwirtschaftskrise ab 1929.

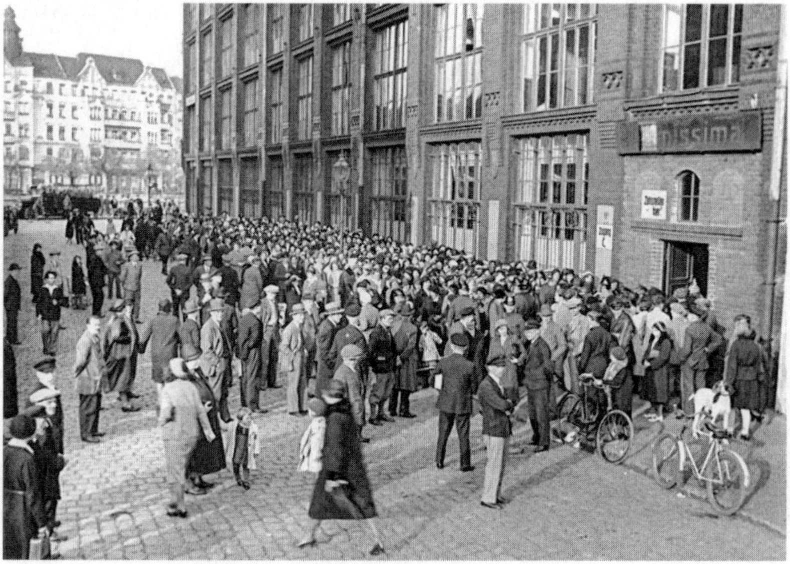

WS\Wirtschaft und Schule schreibt:

> *»In den Jahren 1929 bis 1932 brachen in Deutschland die Preise stark ein (Deflation), das reale Bruttosozialprodukt sank und es kam zu einem starken Anstieg der Arbeitslosigkeit auf über 6 Millionen Personen. Damit waren auf den Höhepunkten der Depression in den Wintern 1931/1932 und 1932/1933 gut 30 Prozent der Erwerbstätigen arbeitslos.«*[7]

Wahr ist: Im Januar 1933 herrschte in der Weimarer Republik infolge der Weltwirtschaftskrise Massenelend. Die Industrieproduktion war um bis zu 41,8 Prozent gesunken. »Querdenkmal« schreibt: »Im Februar 1932 erreichte die Krise auf dem Arbeitsmarkt ihren Höhepunkt: Es standen 6 120 000 Arbeitslosen, also 16,3 Prozent der Gesamtbevölkerung, nur 12 Millionen Beschäftigte gegenüber. Zu den Arbeitslosen könnte man auch noch die große Masse der schlecht bezahlten Kurzarbeiter und Angestellten zählen, aber auch die kurz vor dem Ruin stehenden Kleinunternehmer.[8]«

Folge: Viele Menschen waren auf öffentliche Suppenküchen angewiesen, um nicht zu verhungern. In den Jahren von 1933 bis 1936 erholte sich Deutschland von der Massenarbeitslosigkeit. Hitlers Beschäftigungsprogramme begannen mit dem Autobahnbau. Letztlich war aber die exorbitante Rüstungsproduktion des sogenannten Dritten Reiches ausschlaggebend für den Wirtschaftsaufschwung.[9]

USA

Robert Higgs hat sich in seinem Essay »Why the Great Depression Lasted so Long« mit der Dauer der Großen Depression auseinandergesetzt. Er beziffert diese mit 11 Jahren – von 1930 bis 1940. Die Jahre 1941 und 1942 waren der Übergang zur Kriegswirtschaft. Durch die Waffenproduktion für England, Russland und Frankreich lief die Wirtschaft der USA wieder gut.[10]

Fazit

Für Prognosen einer künftigen »Großen Depression« können wir einen Zeitrahmen von 8 bis 10 Jahren annehmen. Die Bodenbildung (Erreichen des Tiefpunktes) dauert etwa 3 bis 4 Jahre.

Der Preisverfall einzelner Vermögensklassen wird ausführlich in Kapitel 9 »Vermögensklassen – Durchleuchtung auf ihre künftige Werthaltigkeit« erläutert.

5.

Währungsreform von 1948

Der verlorene Krieg hinterließ 1945 Chaos, eine zerrüttete Wirtschaft und eine verarmte Bevölkerung. Die damalige Regierung musste dringend handeln.

Mit dem Währungsgesetz von 1948 sowie weiteren nachfolgenden Nebengesetzen wurden folgende Umrechnungen von Reichsmark in Deutsche Mark vorgenommen (vereinfacht dargestellt):

Reichsmark Banknoten	**1:6,5**
Guthaben laufende Konten	**1:10**
Guthaben Sparkonten, Festkonten	**1:6,5**
Darlehensschulden und Ähnliche	**1:10**
Löhne, Gehälter, Steuern, Mieten, Pensionen	**1:1**[11]

Erläuterungen

Kopfgeld pro Person: 40 D-Mark wurden bar ausgezahlt.

Kontenbesitzer konnten nur über die Hälfte des umgewandelten Betrages frei verfügen. Die andere Hälfte war zunächst auf einem »Festkonto« blockiert. Darlehensschuldner waren auf den ersten Blick die Gewinner. Deshalb hat der Gesetzgeber im späteren Lastenausgleichsgesetz sogenannte Kreditgewinnabgaben eingeführt – dies wird ausführlich in Kapitel 6 »Lastenausgleich / Vermögensabgaben« beschrieben.

Die Umwandlung der Löhne, Gehälter, Mieten und Pensionen konnte im Verhältnis von 1:1 erfolgen, da das damalige Niveau der Löhne, Pensionen und Mieten sehr niedrig war.

Bei den durchgeführten Maßnahmen müssen Sie bedenken, dass die Bevölkerung zu diesem Zeitpunkt verarmt war.

Als das 5-D-Mark-Stück im Jahr 1951 geprägt wurde, entsprachen 5 D-Mark etwa dem Tageslohn eines gut verdienenden Arbeiters oder Angestellten. Die Prognose für eine künftige Währungsumstellung finden Sie in Kapitel 6 »Lastenausgleich / Vermögensabgaben«

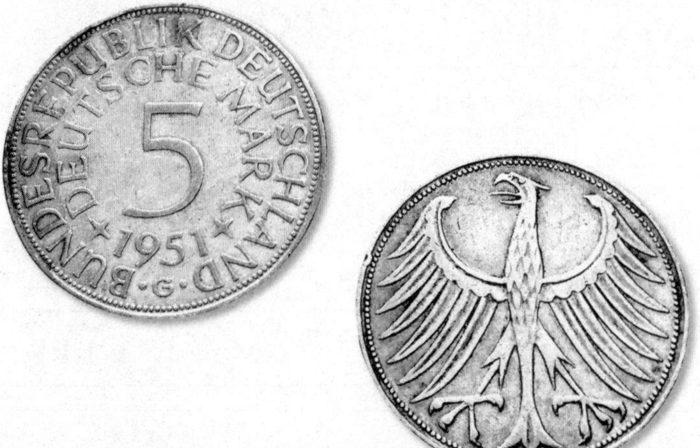

5-DM-Umlaufmünze in Silber, auch genannt »Silber-Adler«

6.

Lastenausgleich / Vermögensabgaben

Über das kommende Lastenausgleichsgesetz – und was wir aus der Vergangenheit lernen können

Sicher erinnern Sie sich noch an das Frühjahr 2020: Deutschland und die Welt standen damals unter Schock wegen der Corona-Pandemie. Die Bundesregierung legte Hilfsprogramme von rund 1,6 Billionen Euro durch Kreditneuaufnahmen auf. Vor diesem Hintergrund forderten namhafte Politiker einen Lastenausgleich. SPD-Parteichefin Saskia Esken meinte etwa: »Wir werden eine faire Lastenverteilung brauchen – und die kann für die SPD nur so aussehen, dass sich die starken Schultern in Deutschland auch stark beteiligen.«[12] Weiter hielt Frau Esken eine einmalige Vermögensabgabe für eine der Möglichkeiten, die Staatsfinanzen nach der Krise »wieder in Ordnung zu bringen«. In Artikel 106 des Grundgesetzes sei ausdrücklich von »einmaligen Vermögensabgaben« die Rede, ohne dass diese jedoch näher definiert wären.

Sahra Wagenknecht (DIE LINKEN) forderte in einem Interview wegen der Corona-Krise einen »Lastenausgleich wie nach dem Zweiten Weltkrieg«[13]. Milliardäre sollten mit einer Abgabe bis zu 8 Prozent belegt werden. Eine zeitliche Streckung wie nach dem Krieg müsse es nicht geben. Wichtig sei, dass das Vermögen und nicht das Einkommen die Basis sei. Vor der Behandlung der von den Politikern geforderten Sonderabgaben soll zunächst der Lastenausgleich der Nachkriegsjahre erläutert werden.

6.1 Ziele des Lastenausgleichsgesetzes von 1952

Das Lastenausgleichsgesetz (LAG) wurde 1952 von der damaligen Bundesregierung beschlossen, nachdem im Jahre 1948 eine Währungsreform durchgeführt worden war. Hierbei wurden alle Reichsmarkbestände – Banknoten, Bankguthaben, Anleihen, Verträge usw. – in D-Mark umgewandelt. Dabei kam es zu einem Währungsschnitt von durchschnittlich 1:10.

Sachvermögen waren jedoch nicht von der Währungsreform betroffen. Deshalb wurden mittels des LAG die Sachvermögen und sonstigen Vermögenswerte mit einer außerordentlichen Vermögensabgabe von 50 Prozent des Wertes belegt (Lastenausgleich). Ein weiteres Ziel bestand darin, die »Gewinner« der Währungsreform mit Sonderabgaben zu belegen. Der Hintergrund: Schuldner hatten nach besagtem Währungsschnitt plötzlich um 90 Prozent reduzierte Verbindlichkeiten. Deshalb wurden den Schuldnern Kredit- und Hypothekengewinnabgaben in Höhe von 50 Prozent auferlegt.

6.2 Lastenausgleich (auf Vermögen)

Die Basis für den Lastenausgleich war damals die von den Bürgern abzugebende Vermögenserklärung. Das jeweils zuständige Finanzamt führte ihn durch.

Für Privatpersonen lag die Vermögensabgabe (Lastenausgleich) immer bei 50 Prozent der jeweiligen Vermögenswerte. Alle Vermögenspositionen wurden dem Lastenausgleich unterworfen: Häuser, Aktien, Kunstgegenstände, Geldwerte, sonstige Rechte (alle immateriellen Werte) usw. Die Sonderabgaben waren in monatlichen Raten über 30 Jahre zu begleichen. Sofern die Vermögensabgabe nicht in einer Summe gezahlt wurde, war der gestundete Betrag zu verzinsen.

Für den Lastenausgleich auf Wohngebäude und Gebäude beziehungsweise Grundstücke der Land- und Forstwirtschaft galten deutlich niedrigere Zinssätze. Auf Grundstücke (Häuser) wurde eine Zwangshypothek eingetragen. Der jeweils gewährte Freibetrag lag bei 5000 D-Mark pro Person.

Mit dem LAG wurde zugleich eine Vermögensteuer eingeführt (Steuersatz: 1 Prozent).

Unternehmen hatten die gleichen Prozentsätze für die Vermögensabgaben zu begleichen. Die entscheidende und strittige Frage lautete damals, ob diese Vermögensabgaben aus der Substanz oder aus dem Ertrag zu begleichen waren. Die damalige Bundesregierung entschied jedoch »unternehmerfreundlich«, also für eine Zahlung aus dem künftigen Ertrag.

Die der Tilgung zugrunde liegenden Zinssätze waren unterschiedlich und teils niedriger.

Man berücksichtige bei einer Ratenlaufzeit von 30 Jahren den Zinseszinseffekt – bei hohen Zinssätzen führte dies über 30 Jahre zu wesentlich höheren Belastungen in der Gesamtsumme der Zahlungen.

6.3 Kreditgewinnabgabe auf Schulden

Durch die Währungsreform von 1948 wurden – wie oben bereits erwähnt – auch die Schulden der Bürger und Unternehmen plötzlich um 90 Prozent reduziert. Diese Sondergewinne hat der deutsche Staat mit der Kredit- beziehungsweise Hypothekengewinnabgabe abgeschöpft. Beide betrugen jeweils 50 Prozent auf den erzielten Kreditgewinn.

Beispiele für Lastenausgleichs- und Hypothekengewinnabgabe

Beispiel 1

Kreditbetrag vor Währungsreform:	**100 000 RM (Reichsmark)**
Kreditbetrag nach Währungsreform: (Währungsschnitt von 1:10)	**10 000 DM**
Kreditgewinn nach Währungsreform:	**90 000 DM**
Kreditgewinnabgabe auf »Gewinn«:	**45 000 DM** (50 % auf 90 000)

Beispiel 2

Mietshaus vor Währungsreform	**150 000 RM**
Kreditbetrag vor Währungsreform	**100 000 RM**
Kreditbetrag nach Währungsreform	**10 000 DM**
(Währungsschnitt 1:10)	
Hypothekengewinn nach Währungsreform	**90 000 DM**
Hypothekengewinnabgabe	**45 000 DM** (50 % auf 90 000 DM »Gewinn«)

Lastenausgleichsberechnung

Hauswert	**150 000 RM ./. Schulden 100 000 RM =**
Bemessungswert	**50 000 RM**
Lastenausgleichsabgabe	**25 000 DM** (50 % auf Bemessungswert)

Schulden-Aufstellung

Kreditbetrag	**10 000 DM**
Hypothekengewinnabgabe	**45 000 DM**
Lastenausgleichsabgabe	**25 000 DM**
Schulden total	**80 000 DM**

Erläuterung

Vom Wert des Hauses beziehungsweise Grundstücks konnten die Schulden abgezogen werden; das heißt, der Lastenausgleich fiel nur auf den um die Schulden reduzierten Wert an (Bemessungswert). In dieser Hinsicht war die Hypothekengewinnabgabe dann vertretbar.

Die gesetzlichen Regelungen zum LAG und zur Kreditgewinnabgabe waren außerordentlich kompliziert und umfangreich. Erläuternd sei hier angeführt: Der Kommentar zum LAG umfasste 748 Seiten, der Kommentar zur Hypothekengewinnabgabe 456 im ersten und 494 Seiten im zweiten Band.

Das LAG von 1952 ist heute in seiner ursprünglichen Form offiziell nicht mehr erhältlich. Im Handel befindliche Nachdrucke sowie der auf der Internetseite des Bundesjustizministeriums hinterlegte Gesetzestext enthalten nicht die wesentlichen Paragrafen 19 bis 227.

Diese beziehen sich aber auf die Kernpunkte des LAG, nämlich die gesamte Struktur sowie die wichtigen Belastungen und Handhabungen.

Anmerkung

Der Kommentar zum Lastenausgleichsgesetz von 1952 wurde als »Reprint« wieder neu aufgelegt und kann über den Kopp Verlag bezogen werden.

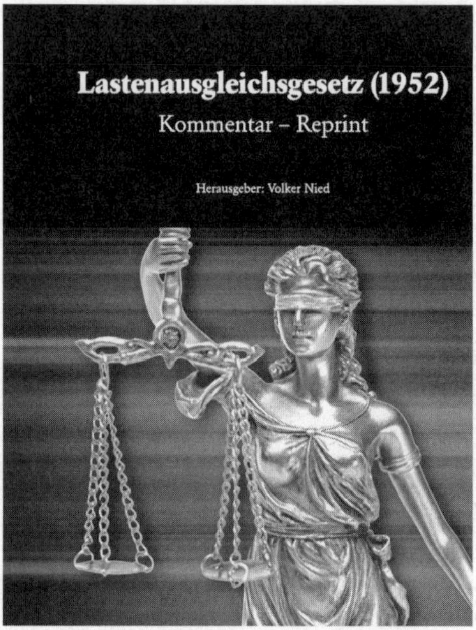

Buchcover Lastenausgleichgesetz 1952 Reprint
© Volker Nied

Resümee

Mit der Währungsreform von 1948 hat sich der deutsche Staat elegant der (unbezahlbaren) Schulden (90 Prozent) aus dem Dritten Reich entledigt. Mit dem anschließenden Lastenausgleich wurden für den Staat bedeutende finanzielle Mittel eingespielt – und zwar über 30 Jahre lang. Ein Teil davon wurde für die Ostvertriebenen eingesetzt. Ein sicherlich erwünschter Nebeneffekt: Mit den Zwangshypotheken auf die Häuser beziehungsweise Grundstücke und dem damit verbundenen Cashflow aus den Zwangsabgaben war Deutschland auf dem internationalen Kreditmarkt wieder kreditwürdig – trotz des verlorenen Krieges.

6.4 Künftiger Lastenausgleich

Szenario I: »Corona-Lastenausgleich«

Die von Politikern heute geforderten Sonderabgaben erscheinen realistisch durchsetzbar.

Es fragt sich nur: Wird es die »Milliardärsvariante« von Sahra Wagenknecht oder die »Millionärsvariante« von Saskia Esken sein? Beide Vorschläge dürften sicherlich von der Bevölkerung positiv aufgenommen werden – vor allem als Alternative zu einer allgemeinen Steuererhöhung für die Bürger.

Studien hierzu wurden bereits in der Vergangenheit durchgeführt. So hatte die Beratungsfirma Boston Consulting bereits vor einigen Jahren im Auftrag der Bundesregierung eine Teilenteignung durchgespielt. Deutschland sollte im Bankrottfall die Vermögen der Bürger (ab 100 000 Euro) mit einer 25-prozentigen Sonderabgabe belegen.[14] Boston Consulting und die Regierung unterstellten eine damalige Gesamtverschuldung des deutschen Staates von 2 Billionen Euro. Hätte man die tatsächliche, wesentlich höhere Verschuldung zugrunde gelegt, wäre das Ergebnis von Boston Consulting komplett anders ausgefallen. Detaillierte Informationen zu einem kommenden Schuldenschnitt erhalten Sie weiter unten in diesem Kapitel.

Der IWF spielte das Szenario ebenfalls mehrmals durch: Die deutschen Sparer sollten demnach ein Zehntel ihres Vermögens abgeben, um die deutsche Staatsverschuldung zu reduzieren.[15] Diese Vorschläge stießen nur bei den Vermögenden auf Proteste – allerdings eher stellvertretend über die alternative Presse.

Fazit

Ein »Corona-Lastenausgleich« scheint durchaus realistisch durchsetzbar.

Szenario II: »Staatsbankrotte, Zusammenbruch des Finanzsystems und des Euro oder US-Dollar«

Zur Erinnerung: Die derzeitige Situation stellt sich – in Deutschland wie auch weltweit – folgendermaßen dar:

- Seit dem Bankrott des Bankhauses Lehman Brothers (USA) im Jahr 2008 wird die Welt durch anhaltende, sich immer weiter verstärkende Krisen sozusagen in Atem gehalten.
- Reformen durch Regierungen, staatliche Finanzorganisationen und Zentralbanken wurden umgesetzt. Es ist absehbar, dass keine der Maßnahmen den gewünschten nachhaltigen Erfolg bringen wird.
- Politik und Finanzwirtschaft (weltweit) hoffen, die vorliegende Systemkrise durch Inflation lösen zu können – zulasten der Gläubiger beziehungsweise Anleger.
- Die Banken sitzen weltweit auf uneinbringlichen Immobilienkrediten und Staatsanleihen – die Summen der notleidenden Forderungen übersteigen das Eigenkapital der Banken um ein Vielfaches.
- Renten- und Pensionssysteme sind überengagiert in Staatsanleihen sowie wertlosen Schuldpapieren (großenteils nicht werthaltige Wertpapiere beziehungsweise Kredite mit vermeintlich guten Ratings).
- Weltweit reflektieren die Wirtschafts- und Schuldenstatistiken nicht die Realität.
- Eine bestimmte Anzahl von Ländern befindet sich bereits heute in der Rezession beziehungsweise teils in der Depression (Griechenland, Spanien, Italien).
- Die Corona-Krise könnte eine weltweite tiefe Rezession oder einen Crash auslösen.

Erwartete Konsequenzen

- Zusammenbruch des Finanzsystems einschließlich relevanter Banken, Versicherungen und Rentensysteme,
- Bankrotte westlicher Kernländer sowie Japan, Umschuldungen oder Schuldenverzichte,
- »Dominoeffekte« auf andere Länder sind sehr wahrscheinlich,
- 7 bis 9 Jahre anhaltende globale Wirtschaftsdepression,
- Welle von Firmenzusammenbrüchen,
- lang anhaltende hohe Arbeitslosigkeit,
- Zusammenbruch der Aktienmärkte weltweit aufgrund der kommenden »globalen Wirtschaftsdepression«,
- Niedergang der Immobilienmärkte aufgrund der Wirtschaftsdepression,
- weltweite Währungsreformen oder Schuldenschnitte für Gläubiger beziehungsweise Anleger sowie
- Lastenausgleich in Deutschland, vermutlich auch in anderen Kernländern.

6.5 Drei Kernfragen für Deutschland

- Wie wird ein Schuldenschnitt beziehungsweise eine Währungsreform aussehen?
- In welcher Form wird ein Lastenausgleich durchgeführt werden?
- Wird es eine (weltweite) große Wirtschaftsdepression geben?

Ohne einen externen Anlass wird keine Regierung einen Schuldenschnitt, eine Währungsreform oder einen Lastenausgleich vornehmen. Die Folgen der Corona-Pandemie wären allerdings ein solches Ereignis.

Blicken wir auf die Ereignisse in den Jahren 1929 bis 1933 in den USA, denn diese sind im Schrifttum bestens festgehalten:

- Börsencrash (90 Prozent Kursverluste)
- Bankenpleiten: 2500 Bankenschließungen beziehungsweise -bankrotte
- eine Vielzahl von Firmen- und Privatbankrotten
- extrem hohe Arbeitslosigkeit (> 25 Prozent)
- Große Depression – von 1929 bis 1940
- Wirtschaftsaufschwung ab 1941 durch Rüstungsverkäufe an England, Russland und Frankreich sowie
- zahlreiche erfolglose Konjunkturprogramme ab 1934

Spiegel Online beschrieb im Jahr 2009 in dem bereits erwähnten Beitrag »Große Depression« die Situation in den USA und Deutschland sehr ausführlich (siehe Anhang 1 des vorliegenden Buches) und zeigte darin auch Parallelen zur heutigen Weltwirtschaftssituation auf.

Die USA waren als Land damals nicht verschuldet, weshalb kein Anlass zu einer Währungsreform bestand. Dennoch erließ US-Präsident Roosevelt das Goldverbot (1933). Das Edelmetall wurde zu einem geringen Wert eingezogen oder entschädigungslos konfisziert. Von 1933 bis 1940 nahm der US-Staat so seinen Bürgern 13 185 Tonnen Gold weg – im Vergleich hierzu: Der heutige Goldbestand der Bundesbank beläuft sich auf 3378 Tonnen. Diese gewaltige Summe beschlagnahmten Goldes in den USA kann man durchaus als eine Art Lastenausgleich zur Bewältigung der wirtschaftlichen Belastungen sehen. Es musste eine Vielzahl von Konjunkturprogrammen zur Bewältigung der damaligen Weltwirtschaftskrise aufgelegt werden.

Ein weltweiter Crash ist nur eine Frage der Zeit – ob nun in Form eines Banken- oder Börsencrashs oder eines anderen gravierenden Ereignisses (zum Beispiel Zuspitzung der Corona-Pandemie). Zwangsläufig würden dann Schuldenschnitte beziehungsweise Währungsreformen erfolgen. Eine »Große Depression« wäre dann nur noch die unausweichliche Konsequenz.

6.6 Die aktuelle Situation in Deutschland

Aus volkswirtschaftlicher Sicht wären nun für Deutschland Schätzungen über einen künftigen Währungsschnitt sowie die Höhe eines künftigen Lastenausgleichs durchzuführen:

Die implizite (also nicht bilanzierte) und explizite Verschuldung Deutschlands betragen zusammen circa 8 Billionen Euro.[16] Hinzuzufügen wären noch die Belastungen aus den derzeitigen »Corona-Hilfspaketen« von rund 1,6 Billionen Euro. Damit beträgt die Gesamtverschuldung des deutschen Staates rund 10 Billionen Euro – die Berücksichtigung von TARGET2-Ausfällen oder Garantien im Rahmen der »Euro-Rettung« lassen wir an dieser Stelle einmal außen vor. Diesen Staatsschulden von 10 Billionen Euro steht ein Vermögen der Bürger von circa 12 Billionen Euro gegenüber, davon etwa 6,3 Billionen Euro Geldvermögen.[17]

6.7 Dimension eines künftigen Währungsschnitts und Lastenausgleichs

Selbst bei einem künftigen Währungsschnitt von 1:10 (Quote von 1948) reicht das Geldvermögen der Deutschen (6,3 Billionen Euro) nicht aus, um die Gesamtschulden Deutschlands (10 Billionen Euro) zu bedienen. Zudem könnte ein Bankencrash zuvor größere Teile des deutschen Geldvermögens vernichten. Der Staat müsste also zusätzlich einen Lastenausgleich durchführen. Die historische Lastenausgleichsabgabe von 50 Prozent erscheint daher unausweichlich.

Zu berücksichtigen wären zusätzlich die künftigen sozialen Lasten, die der deutsche Staat im Fall einer »Großen Depression« zu tragen hätte:

- Arbeitslosenunterstützung für Millionen von Arbeitslosen
- Sozialhilfe für Millionen von Verarmten
- (ungedeckte) Rentenversicherung für Millionen von alten Menschen
- Versorgung von Millionen von Flüchtlingen
- Durchführung von großen Konjunkturprogrammen

Unterschiede zwischen 1948 und einer künftigen Währungsreform

1948 befand sich das Land aufgrund des verlorenen Krieges in einer tiefen Depression. In den Folgejahren ging es jedoch wirtschaftlich steil bergauf. Das Niveau der Sachwertpreise (Vermögenswerte) war 1948 sehr niedrig; die Lastenausgleichsabgabe war daran gemessen von den Bürgern eher leicht zu bewältigen.

Heute dagegen befinden sich Deutschland sowie Teile der Welt eher noch in einer Phase der »Hochkonjunktur«; es existieren enorme Vermögenspreisblasen (Immobilien, Aktien, Kunst, Oldtimer usw.). Die wirtschaftlichen Aussichten bei einer kommenden Depression sind also sehr düster. Ein Platzen der Vermögensblasen dürfte zusätzlich einen Preisverfall von Sachwerten nach sich ziehen. Ein solcher könnte sich zudem noch durch eine vorangegangene Währungsform beziehungsweise durch Schuldenschnitte verschärfen – diese wirken hochgradig deflationär, die Bürger hätten also kein Geld mehr für Sachwerte.

Die künftig zu erwartenden Lastenausgleichsabgaben müssten daher gemessen an den heute übertriebenen Preisen für Sachwerte sehr hoch ausfallen. Bei dem wahrscheinlich folgenden Preisverfall der Sachwerte (in der Depression) dürfte das Endergebnis für die Bürger fatal sein – Erläuterungen hierzu in den Beispielen unten.

Kalkulationsbeispiele zum Lastenausgleich

Rechnerisch werden zwei Vermögensklassen dargestellt.

Es ist anzunehmen, dass für die Vermögenswerte der Stichtag der Währungsreform als Preisbasis für den Lastenausgleichsbetrag dienen wird. Auch ist damit zu rechnen, dass die Sachwertpreise im Verlauf einer Depression nach einer Währungsreform stark sinken werden. Deshalb wird das jeweilige Fallbeispiel ergänzt um einen künftigen geschätzten Preisverfall der jeweiligen Sachwertklasse.

Beispiel 1

Immobilie (Mehrfamilienhaus vermietet/schuldenfrei)

Stichtagswert:	**1000000 Euro**
Lastenausgleich:	**500000 Euro** (50 % des Marktwerts)
Restwert 1:	**500000 Euro**
Preisverfall:	**500000 Euro** (50 %) Griechenland derzeit -70 % Preisverfall
Restwert 2:	**0 Euro**

Nach der Währungsreform von 1923 fielen die Immobilienpreise um rund 70 bis 80 Prozent (ersichtlich in der Grafik der Grundstückspreise der Stadt Köln – unten bei »Immobilien«). Die Eigentümer von Mietshäusern versuchten damals verzweifelt, ihre Immobilien zu verkaufen, doch kaum jemand konnte oder wollte sie erwerben. Zudem durften die verarmten, nicht zahlenden Mieter weiterhin mietfrei wohnen (unkündbar per Gesetz).

Fazit

Der heute noch beachtliche Wert eines Mietshauses könnte dann über sehr viele Jahre hinweg erodieren, bis er kaum noch bedeutsam ist.

Von 1923 an war die vermietete Immobilie für circa 30 Jahre wirtschaftlich »tot«.

Der Lastenausgleich war monatlich zu bedienen, die Wahrscheinlichkeit von Mietausfällen gleichzeitig sehr hoch. Zudem war das Einkommen in diesen depressiven Zeiten auch bei den Vermögenden niedrig.

Beispiel 2

Oldtimer

Stichtagswert:	**100 000 Euro**
Lastenausgleich:	**50 000 Euro** (50 % des Marktwerts)
Restwert 1:	**50 000 Euro**
Preisverfall:	**80 000 Euro** (80 % des Marktwerts)
Restwert 2:	**-30 000 Euro** (Schulden)

Fazit

Ein heute (spekulativ) wertvoller Oldtimer dürfte über Jahrzehnte seinen Wert verlieren. Während der Ölkrise 1972 fielen die Preise von Ferraris um 80 bis 90 Prozent.

Schlussbemerkungen

In vielfacher Hinsicht werden Vermögende schwierigen Zeiten entgegensehen. Nach einer Währungsreform in Verbindung mit einem Lastenausgleich sowie durch einen Preisverfall der Vermögensgüter im Laufe einer »Großen Depression« dürften beträchtliche Vermögen dahinschmelzen. Zahlreiche Sachwerte können daher nach einem »Megacrash« voraussichtlich keine Sicherheit mehr bieten. Idealerweise hätten Vermögende bereits vor Jahren mit entsprechenden Umschichtungen beginnen müssen. Die gute Nachricht: Individuell können noch Schadensbegrenzungen vorgenommen werden – doch sollte man damit sehr schnell beginnen.

Hinweis

Das vorangegangene Kapitel wurde im Magazin Smart Investor *als Titelgeschichte veröffentlicht: »Vermögensabgabe ante portas« (Ausgabe 05/2020).*

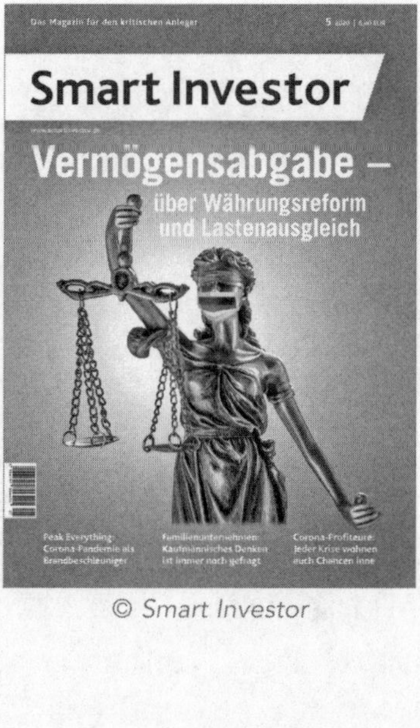

© Smart Investor

7.

Vermögensverwalter – verschiedene Ansätze

Die FAZ hat anlässlich der Corona-Krise neunzehn wichtige Vermögensverwalter über deren Anlageeinschätzungen für die kommenden 12 Monate befragt. Empfehlungen für wohlhabende Anleger bezüglich des Portfolio-Aufbaus in den kommenden 12 Monaten:

	Aktien	Anleihen	Gold	Liquidität	Immobilien	Sonstiges
Carmignac	25%	50%	–	25%	–	–
Grüner Fisher	60%	30%	0%	10%	0%	0%
Apo AM	40%	30%	5%	5%	10%	10%
Shareholder Value	50%	0%	10%	10%	10%	10%
Franklin Templeton	60%	23%	0%	5%	10%	0%
Berenberg	54%	30%	8%	3%	–	5%
Deutsche Oppenheim	35%	17%	8%	10%	20%	–
Lyxor	35%	5%	5%	0%	5%	20%
Fidelity	45%	30%	5%	5%	10%	5%
Allianz Global Investors	30%	40%	5%	10%	10%	0%
Assenagon	30%	30%	5%	25%	10%	0%
Quirin	50%	50%	0%	0%	0%	0%
Freiburger Vermögen	35%	35%	10%	20%	–	0%
Vontobel	45%	38%	2%	5%	3%	7%
Moneyfarm	39%	40%	–	5%	3%	13%
Starcapital	30%	20%	5%	10%	30%	0%
HQ Trust	39%	0%	10%	0%	12%	39%
JPMorgan AM	[21,6]%	[52,6]%	k.A.	[9,3]%	[8]%	[8,5]%

Quelle: FAZ vom 14. Mai 2020, S. 23

Die FAZ kommentiert, teils mit Aussagen der Verwalter, wie folgt:

- »Demnach hat die Corona-Krise zu keiner Abwendung von Wertpapieren geführt. Mit Blick auf einen ausgewogenen Mix von Risiko und Chance bleiben Aktien und Anleihen typischerweise der Hauptteil jedes Portfolios …«
- »Deutlich auseinander gehen die Empfehlungen für den Anteil an Aktien. Diese schwanken zwischen 20 und 60 Prozent für vermögende Anleger, wenngleich sich eine Mehrheit in der Mitte zwischen 35 und 50 Prozent findet.«
- »Die aktuellen Marktaussichten seien natürlich durch die erheblichen kurzfristigen Auswirkungen getrübt. Zentrales Szenario bleibe eine U-förmige Erholung. Längerfristig könnten sich zwar Konsum und Produktionstrends verschieben. Aber dies sollte nicht unbedingt zulasten der Aktien gehen, die wir gegenüber Anleihen bevorzugen« (Anmerkung: Lyxor-Verwalter).
- »Das längerfristige Bild für Unternehmen erscheine positiv, auch wenn die Krise strukturelle Veränderungen beschleunigen könnte. Eventuell auftretende Rücksetzer könnten zur Aufstockung der Aktienquote genutzt werden« (Anmerkung: HQ Trust).
- HQ Trust empfiehlt der vermögenden Kundschaft eine »Private-Debt- und Equity-Quote« von 35 Prozent.
- Zwei Verwalter empfehlen Investitionen in Hedgefonds – einer sogar bis 60 Prozent Anteil.

Mein Kommentar dazu:

Verehrte Leserin, verehrter Leser, bilden Sie sich Ihr eigenes Urteil über die Anlageempfehlungen der Vermögensverwalter, wenn Sie die unten stehenden Einschätzungen der künftigen Entwicklungen für die einzelnen Vermögensklassen gelesen haben. Es scheint, die Vermögensverwalter blenden allesamt die Risiken einer »Großen Depression« aus. *Spiegel Online* beschrieb ein gleiches Verhalten auch für die Jahre 1929 bis 1933.

8.

Crashberater – verschiedene Ansätze

Derzeit gibt es eine Vielzahl an »Crashberatern«. Von einigen wichtigen habe ich mir deren Ansätze und Empfehlungen angesehen.

Gemeinsamkeiten

Die meisten haben erkannt, dass Deutschland und die Welt einer sehr großen Krise entgegensehen. Einige von ihnen halten eine »Große Depression« für möglich, teils sogar für wahrscheinlich.

Kritik zur Zeitachse der Depression und der anschließenden Erholung

Viele, die eine »Große Depression« für möglich halten, sind aber nicht detailliert in die Geschichte gegangen. Oft lautet der Tenor, eine solche Depression dauere 3 bis maximal 5 Jahre. Danach folgt der Wirtschaftsaufschwung. Das bisherige Niveau des Wirtschaftswachstums und des Wohlstandes werde zumindest annähernd wieder erreicht.

Unterstellt man nur eine kurze Depression sowie eine baldige Rückkehr zum heutigen Wirtschaftsniveau, so kommt der Crashberater natürlich zu anderen Zukunftswerten der einzelnen Vermögensklassen. Besonders kritisch zu betrachten ist die Auffassung, der Anleger könne künftige Vermögensverluste aussitzen. Hierzu verweise ich schon an dieser Stelle auf die Ausführungen von Dirk Müller bezüglich des Börsencrashs von 1929 bis 1933 (weiter unten bei »Aktien«).

Auch sind besondere Sicherungsstrukturen für die jeweilige Vermögensklasse ernsthaft auf ihre künftige Wirksamkeit zu hinterfragen. Nichts gegen Optimismus, aber die (Finanz-)Geschichte lehrt uns anderes.

Ansätze der Crashberater

Exemplarisch habe ich aus der Vielzahl von Crashberatern einige Beispiele ausgewählt und stark vereinfacht:

- Zwei Berater setzen schwerpunktmäßig auf Aktien, teils mit spezieller Absicherung.
- Drei Berater empfehlen Aktien sowie Vermögensstreuung, zum Beispiel Immobilien, Edelmetalle, Waldbesitz, alte Weine, Kunst etc.
- Ein Berater empfiehlt schwerpunktmäßig Goldinvestments.

Meine kritischen Wertungen zu den Empfehlungen der Anlage- und Crash-Berater finden *Sie auf den Seiten 110 und 111.*

9.

Vermögensklassen – Durchleuchtung auf ihre künftige Werthaltigkeit

Die Anordnung der einzelnen Vermögensklassen gliedere ich anfänglich nach deren Wichtigkeit für deutsche Investoren. Anschließend erläutere ich meine Einschätzung zu anderen Vermögensklassen.

9.1 Preisverhalten in einer Depression

Die meisten der nachfolgenden Vermögensklassen haben aus vergangenheitsbezogener und heutiger Betrachtung ihre Berechtigung. In vielen Fällen waren diese Investments bisher auch erfolgreich.

Meine nachfolgenden Darstellungen beziehen sich ausschließlich auf die künftige Entwicklung. Ich beleuchte das zu erwartende Preisverhalten der Vermögensklassen während der Zeiten einer »Großen Depression«. Es ist eine komplett andere Betrachtungsweise. Sie kommt zu anderen Ergebnissen im Vergleich mit den heutigen Vermögenspreisen in Zeiten einer Hochkonjunktur. Die Überzeugung einiger Investoren, mögliche kommende Verluste mit extremer Geduld jahrzehntelang aussitzen zu können, ist zu optimistisch. In schlechten Zeiten können dann die dringend benötigten liquiden Mittel fehlen, die zum (Über-)Leben benötigt werden. Notverkäufe zu geringen Preisen sind dann nicht selten.

Einige von Ihnen, werte Leser, werden meine teils sehr negativen Einschätzungen nicht teilen. Vor allem, wenn Sie nicht an eine zu erwartende künftige »Große Depression« glauben, kommen Sie zu anderen Einschätzungen für die Zukunftswerte der Vermögensklassen in depressiven Zeiten. Versuchen Sie dennoch, Ihre Investments kritisch zu überdenken. Anlagen in sehr gefährdeten Vermögensklassen sind dann besonders kritisch zu betrachten, wenn es sich jeweils um große Teile Ihres Vermögens handelt.

Bei drei Vermögensklassen stelle ich besonders große Risiken mit Beispielen aus der Vergangenheit dar: Immobilien, Aktien und (neuzeitliches) Gold.

9.2 Immobilien

Häuser und Grundstücke sind der »Deutschen liebste Kinder«. Erstens können (gute) Immobilien dem Anleger viel Freude bereiten. Zweitens war die Immobilie über die zurückliegenden 50 Jahre sehr werthaltig oder hat sogar sehr hohe Wertzuwächse erzielt. Drittens hatten es steuerliche Gestaltungsmöglichkeiten den Investoren erlaubt, steueroptimiert Gewinne zu erzielen. Viele Eigentümer von vermieteten Objekten konnten die Immobilie sogar ausschließlich durch die erzielten Mieterträge abbezahlen.

Aus heutiger Sicht: Es war das Investment schlechthin.
Es fragt sich nur: Gilt dies auch für die Zukunft?

Risikopotenzial aus der Vergangenheit betrachtet

Investments von Westdeutschen in Ostdeutschland nach der Wende

Hatte ein (West-)Deutscher in der Euphorie der Wiedervereinigung im Jahr 1995 eine Wohnung oder ein Haus in Ostdeutschland gekauft und saniert, so erlebte er in den Folgejahren dramatische Preiseinbrüche von bis zu 90 Prozent. Begleitet wurden diese Entwicklungen von teils jahrelangen Mietleerständen. Das hieß in der Konsequenz: Bankdarlehen (Zins und Tilgung) mussten trotz der Ertragslosigkeit der Immobilie bedient werden. Für viele Anleger endete diese Phase mit Insolvenzen, oder die Eigentümer verkauften die Immobilien mit enormen Verlusten.

Heute – in Zeiten einer Immobilienblase in Deutschland – haben sich die Preise weitgehend erholt.

Investments in Deutschland in den 1920er-Jahren und danach

Die 1920er-Jahre waren gekennzeichnet durch den 1918 verlorenen Krieg und die depressiven Jahre danach. Anschließend erfolgte die Hyperinflation, die 1923 durch die Währungsreform beendet wurde. Die Jahre danach verblieben depressiv und fanden ihren Höhepunkt in der Weltwirtschaftskrise. Die Bevölkerung war größtenteils völlig verarmt. Sehr viele Mieter konnten keine Miete mehr bezahlen.

Die Eigentümer von Mietshäusern waren mehrfach aufs Härteste betroffen:

- Hohe Vermögensabgaben aufgrund des Lastenausgleichsverfahrens von 1923
- Viele Mietausfälle – verarmte Mieter konnten nicht mehr zahlen
- Laut damaligen Gesetzen waren die Mieter unkündbar und durften kostenfrei wohnen (Mieterschutz)
- »Mietzinssteuer«-Belastungen auf die wenigen noch beglichenen Mieten
- Keine Erholung der Häuserpreise für 31 Jahre

Am besten können Sie die »Preismisere« auf dem nachfolgenden Chart erkennen:

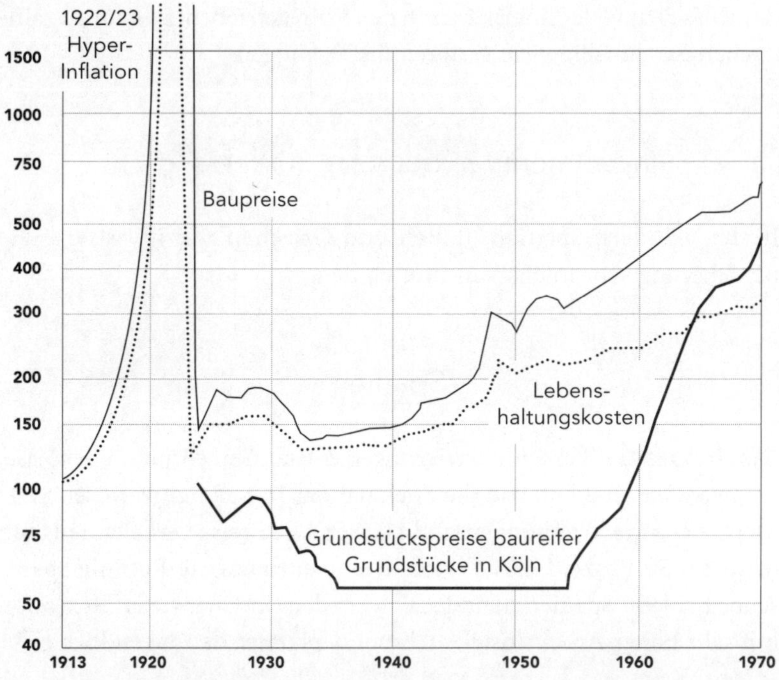

Grafik der Grundstückspreise der Stadt Köln
© Statistisches Bundesamt, Gutachterausschuss der Stadt Köln

Erläuterung

Auf der unteren Linie (Grundstückspreise Köln) können Sie den Preisverfall ab dem Jahr 1923 bis 1935 erkennen. Wenn Sie die Zeit von 1923 bis 1954 betrachten, sehen Sie, dass in dieser Epoche die Immobilie für 31 Jahre »wirtschaftlich tot« war. Immobilien in dieser wirtschaftlichen sehr schwierigen Zeit »durchzuschleppen«, hat sehr große, persönliche Entbehrungen mit sich gebracht – und dies nahezu 3 Jahrzehnte lang.

Investments in den USA bis zur Lehman-Krise

Die mit der Lehman-Krise (2008) zusammengebrochene Spekulationsblase hat viele Amerikaner in den Ruin getrieben: Es kam zu zahlreichen Konkursen, viele verloren ihr Vermögen.

Investments Südeuropa 2006 bis 2015

In den Ländern Spanien, Italien und Griechenland investierte die Bevölkerung sehr intensiv in Immobilien.

Spanien

Durch exzessive Bankenfinanzierungen entstand eine Immobilienblase.

Etwa 2008/2009 platzte die Spekulation. In Spanien verloren viele Menschen ihre Wohnungen und Häuser. Die Preise verfielen teils um mehr als 50 Prozent. 2012 erfolgte eine europaweite Rettung spanischer Banken. Spanien befindet sich seitdem in einer tiefen Rezession mit sehr hoher Arbeitslosigkeit, besonders unter den Jugendlichen.[8]

Italien

Dort entwickelte sich der Immobilienmarkt nicht so spekulativ. Dennoch konnten ab 2010/2014 viele Immobilienkäufer ihre Kredite nicht mehr bedienen. Die notleidenden Kredite wurden in Schattenbanken ausgelagert. Die Immobilienpreise sind seither um gut 50 Prozent gefallen.

Griechenland

In diesem Land verlief die Entwicklung differenzierter. Die Griechenlandkrise hatte andere Ursachen: gefälschte volkswirtschaftliche Zahlen beim Eintritt Griechenlands in die Euro-Zone. Misswirtschaft und Korruption waren im System zudem immanent.

Nach dem Euro-Beitritt des Landes stiegen die Immobilienpreise stark. Im Zuge der dann folgenden Rezession konnten sehr viele Immobilieneigentümer ihre Bankdarlehen nicht mehr bedienen. Seitdem sind die Immobilienpreise bis zu 70 Prozent gefallen. Ein weiterer Preisverfall konnte nur durch neue griechische Verordnungen gestoppt werden: Die Banken dürfen bis heute keine weiteren Zwangsversteigerungen mehr betreiben, wenn die Immobilieneigentümer ihre Kredite nicht mehr bedienen.

Fazit

In Boom-Zeiten ist dem Wachstum der Immobilienpreise keine Grenze gesetzt. Fast schon systemimmanent verlieren die Anleger die Fähigkeit, die Boom-Situation kritisch zu hinterfragen. Sie sind vom Erfolg verwöhnt, oft nicht in der Lage, kommende Preiseinbrüche für möglich zu halten. Auch besteht die unrealistische Erwartung, im Falle eines Preiscrashs die Verluste aussitzen zu können – eine gefährliche Illusion, zumindest in depressiven Wirtschaftszeiten.Wenn es zu einem Crash des Finanzsystems und zu außerordentlichen Vermögensabgaben (Lastenausgleich) kommt, wird die finanzielle Lage von Immobilieneigentümern sehr kritisch.

Selbst genutzte Immobilie

Für viele Menschen in Deutschland ist die selbst genutzte Immobilie der größte Traum. Sie gilt aber für die meisten auch als solide Geldanlage und Schutz vor einem kommenden Crash.

Zweifelsohne ist die selbst bewohnte Immobilie ein Maß an Lebenssicherheit und Lebensqualität. Dem kann man nur beipflichten. Kritisch zu werten ist, wenn diese »Freiheit« mit einer übermäßigen Verschuldung erkauft wurde oder diese Immobilie den größten Teil Ihres Vermögens beinhaltet.

Kreieren Sie zusätzliche Belastungen auf die Immobilie

Sollten Sie eine selbst genutzte Immobilie Ihr Eigen nennen, so erwägen Sie vielleicht die Eintragung von lebenslangen Wohnrechten für Ihren Partner und Ihre Kinder – gegebenenfalls zusätzlich noch für Ihre Eltern. Aus heutiger Sicht ist die Eintragung eines lebenslangen Wohnrechtes für Dritte wertmindernd zu betrachten. Es ist stark anzunehmen, dass eine solche »Wertminderung« auch beim Bemessungswert der Immobilie für den künftigen Lastenausgleich berücksichtigt wird. Erwägenswert wäre auch die Übertragung der Immobilie auf Ihre Kinder. Sie als Eltern behalten dann den Nießbrauch sowie ein lebenslanges Wohnrecht. Lassen Sie sich diesbezüglich von einem Steuerberater und Notar beraten.

Erwägen Sie den Verkauf der selbst genutzten Immobilie und mieten Sie ein Objekt

Das bessere Modell für die nächsten 5 bis 10 Jahre wäre jedoch, ein geeignetes Objekt zu mieten. Dann wäre man nicht von dem kommenden starken Preisverfall der Immobilien betroffen. Auch fielen die kommenden Lastenausgleichszahlungen für das selbst genutzte Objekt weg. Das Argument des derzeitig sehr hohen Mietniveaus zieht nur bis zum Zeitpunkt des kommenden Crashs. In Zeiten, in denen sehr viele Mieter aufgrund von Verarmung keine Mieten mehr zahlen können, wird der Staat wieder die Unkündbarkeit verarmter oder zahlungsunfähiger Mieter einführen. Dieser besondere Mieterschutz galt in Deutschland ab 1924 bis nach dem Krieg. Die Mieter durften mietfrei wohnen. Ansatzweise hat die Bundesregierung eine solche Unkündbarkeit von zahlungsunfähigen Mietern auch während der Corona-Krise eingeführt.

Nach einer Währungsreform und nach der Einführung eines Lastenausgleichs werden fast alle Menschen in Deutschland zahlungsunfähig sein – zumindest vorübergehend. Eine Währungsreform wirkt hoch deflationär. Nach dem Crash kann dann der künftige Mietpreis auf ein vernünftiges Preisniveau reduziert werden – die Mehrheit der Mieter wird in einer solchen Situation keine hohen Mietzahlungen auf lange Zeiten hin leisten können. Jahre später lässt sich die bewohnte (Miet-)Immobilie zu einem dann niedrigen Preis erwerben.

Vermietete Immobilien

Während meiner Kundenberatung treffe ich sehr häufig Anleger, die mit großen Teilen ihres Vermögens in vermietete Immobilien investiert haben. Die außerordentlich hohen Risiken habe ich eingangs zu diesem Kapitel erläutert. Ebenso finden Sie Ausführungen hierzu oben in Beispiel 1 zum Lastenausgleich.

Die vermietete Immobilie wird über Jahrzehnte ein schlechtes Investment sein. Zudem werden die Lastenausgleichszahlungen und Unterhaltskosten für das Haus hohe Zahlungen von Ihnen verlangen – dies in schlechten Zeiten, wenn alle nur noch wenig Geld verdienen (und Sie gegebenenfalls keine oder nur noch geringe Mieten erzielen).

Agrarland

Agrarprodukte und Lebensmittel sind lebensnotwendige Güter. Sie werden immer gebraucht und sind nur bedingt lagerfähig. Die Agrarindustrie wird von einem Crash und einer »Großen Depression« nur wenig beeinflusst sein. Für Landwirte lohnen sich hier weitere Investments in Agrarland. Dennoch ist ein gewisse Vorsicht geboten: Ab einer bestimmten Größe an Agrarflächen besteht ein mögliches Verstaatlichungsrisiko.

Deutschland ist eines der Länder mit der höchsten Selbstversorgungsquote von 88 Prozent.[19]

Sehr hohe Defizite bestehen jedoch bei der Produktion von Gemüse (-65 Prozent), Obst (-78 Prozent) und Honig (-69 Prozent). Die Defizite werden heute durch Importe ausgeglichen. Besonders hier lohnen sich Investitionen. Künftig wird es voraussichtlich für alle Importe hohe Einfuhrzölle geben, um die Verwendung von Devisen zu reduzieren – zum Thema Devisen siehe Abschnitt unter »Das künftige Denken in Devisen«.

Hier lohnen sich heute private Investments. Die hierzu benötigten Agrarflächen haben eine überschaubare Größe. Das künftige Verstaatlichungsrisiko erscheint überschaubar gering – bei kleineren Imkerbetrieben nahezu null. Das notwendige Fachwissen für das Betreiben von Obstanbau und Imkerei lässt sich über Agrarverbände einholen. Im Übrigen sind das Arbeiten und Wirken mit der Natur eine wunderschöne Beschäftigung. Diese wird in den kommenden schwierigen Jahren reichlich Freude oder Trost spenden.

Exkurs: Weinberge

Etwa 55 Prozent des in Deutschland getrunkenen Weins werden importiert.[20]

Sobald nach dem Crash Importzölle eingeführt werden, wird die Nachfrage nach deutschem Wein steigen. Ein Investment in einen Weinberg oder bei einem Weinbauern könnte durchaus interessant sein. Es sollte eine Beteiligung an einem Objekt sein, das »gute Trinkweine« hervorbringt. Die Nachfrage nach Spitzenweinen dürfte künftig wegen Geldmangels eher gering sein. Ein solches Investment kann zur Vermögensstreuung dienen. Große Vermögensteile auf diese Weise zu investieren würde ich aber nicht empfehlen.

Fotovoltaikanlagen / Solarfelder

Bestehende Investments in Fotovoltaikanlagen sollten unbedingt beibehalten werden.

Landwirte mit freien Agrarflächen könnten sich startklar machen für das künftige Errichten und Betreiben solcher Anlagen. Nach dem Crash werden diese Projekte eine ganz große Zukunft haben. Mit dem heutigen Neuaufbau solcher Anlagen empfehle ich noch zu warten. Denn Energie (Strom) ist lebensnotwendig für das Land. Hier könnte der Staat dazu neigen, Anlagen zu verstaatlichen. Es sollte daher aus Vorsichtsgründen abgewartet werden, bis die künftigen »Spielregeln« bekannt sind. Weitere Ausführungen zu diesem Thema finden Sie in Kapitel 11 »Silber – das bessere Gold«.

9.3 Aktien

Eine kleine Anlegergemeinschaft schwört auf Vermögensstreuung mittels Aktien.

Vor allem empfiehlt eine Reihe von Crashberatern, in Aktien zu diversifizieren. Die führenden Anlageberater Deutschlands setzen schwerpunktmäßig auf Aktien. Eventuelle Verluste könne man notfalls aussitzen – eine spätere Erholung der Aktienkurse sei gewiss. So ist die landläufige Meinung der Anlageberater, aber auch der Anleger.

Dirk Müller, einer der angesehensten deutschen Wertpapierhändler, analysierte den Börsencrash von 1929 bis 1933 (USA) im Detail. Er beschreibt in seinem Buch *Machtbeben* die anfänglichen Kursverluste aus dem Jahr 1929. Anschließend führt er wörtlich aus:

»Für die Anleger war aber hier noch längst nicht Schluss mit der Geisterbahn. Es ging vom zwischenzeitlichen Tief im November 1929 bei 200 Punkten (-48 Prozent seit dem Höchststand) um fast 50 Prozent auf knapp 300 Punkte, bevor die endgültige Kapitulation der Anleger ein zweijähriges Sterben des Marktes bis auf 41 Punkte im Sommer 1932 erzeugte.

Neunzig Prozent Kursverlust, die Auslöschung ganzer Depots und eine in ihrer Ausprägung bis heute einmalige mehrjährige Weltwirtschaftskrise, die sicher ihren Anteil an der Entstehungsgeschichte des Zweiten Weltkrieges hatte, waren die Folge.

Es dauerte dreißig Jahre und einen Weltkrieg, bis jene Anleger, die nahe dem Höchststand gekauft hatten, ihren Einstandskurs wiedersahen, wenn sie und die von ihnen gehaltenen Firmen diese Zeitspanne überhaupt überlebten. Behalten Sie dies bitte immer im Hinterkopf, wenn Ihnen jemand sagt: kauf Aktien, Fonds oder ETFs und mach dir keine Sorgen vor Kursrückgängen, das erholt sich immer wieder schnell ...«[21]

1933 kam es zum finalen Börsencrash – wieder schienen die Anleger in schierer Panik an der New Yorker Wall Street.

Für Sie als möglichen Aktienanleger gibt es hier nichts hinzuzufügen. Die Gefahr der Wiederholung eines solchen Aktiencrashs ist außerordentlich hoch. Sollten Sie aus Freude am Spekulieren es dennoch nicht lassen können, so engagieren Sie sich nicht mit mehr als 3 bis 5 Prozent Ihres Vermögens. Zu eventuellen Absicherungsmethoden solcher Aktien- oder Wertpapierdepots nehme ich nochmals Stellung im Abschnitt »Derivate«.

9.4 Kontengeld

In diese Kategorie fallen laufende Konten, Festgelder, Sparbücher und ähnliche Konstrukte.

Prinzipiell unterliegen diese Gelder den Risiken von Banken-Schieflagen. Die diesbezüglichen Risiken habe ich oben unter »Bail-in«-Verfahren (Abschnitt »Bankencrash«) beschrieben.

Sie sollten Ihre Bankguthaben auf jeden Fall auf mehrere Banken verteilen. Großbanken sollten Sie meiden. Diese bergen ein erhebliches

Risikopotenzial aufgrund ihrer Geschäftspraktiken und internationalen Vernetzung mit anderen Großbanken.

Für Sie als privaten Investor sind folgende Banken die besseren Institute:

- Sparda-Banken
- Sparkassen – kleine und mittlere Institute
- Volks- und Raiffeisenbanken

Viele meiner Kunden, so auch ich, haben sehr gute Erfahrungen mit Sparda-Banken gesammelt. Es sind regionale Genossenschaftsbanken – Sie müssen einen Genossenschaftsanteil kaufen. Die Sparda-Banken haben ausschließlich Privatkunden. Sie engagieren sich nicht im riskanten Firmenkundengeschäft und ausschließlich im Inland. Die Risiken dieser Banken sind für Sie als Kunden überschaubar.

Natürlich gibt es auch bei den kleinen Instituten hin und wieder schlechte Filialen. Das liegt eben an den Menschen, die diese Niederlassungen führen. Dann wechseln Sie eben zu einer anderen Bank aus den oben aufgeführten Kategorien. Bezüglich der Anlageberatung in Aktien oder ähnlichen Bankprodukten dürfte wohl die Mehrzahl aller Banken kein gutes Bild abgeben. Für eine Krisenvorbereitung – wie ich sie in diesem Buch beschreibe – sind fast alle Banken untauglich.

Exkurs: Vermeintlich sichere Banken im Ausland

Manche Crashberater empfehlen ihren Kunden dringend, Geldanlagen im Ausland zu tätigen.

Als besonders »sichere Häfen« werden empfohlen:

- Schweiz / Liechtenstein
- Norwegen

- Kanada
- Australien
- Singapur

Über dieses Thema könnte man ein kleines Buch schreiben. Ich werde die Problematiken jedoch nur kurz ansprechen. Auch unterstelle ich, dass die Vermögens- und Crashberater nur offizielle, dem Finanzamt gemeldete Anlagekonten empfehlen.

Schweiz / Liechtenstein

Die Schweiz gilt allgemein als »grundsolide und sicher«.

Die großen Schweizer Banken sind international tätig und verfügen über weltweite Engagements. Falls große angelsächsische Banken »kippen«, bedeutet dies auch das Ende der großen Schweizer Banken. Die internationale Vernetzung ist einfach zu intensiv.

In der Schweiz ist die Immobilienblase deutlich größer als im Münchner Raum. Das Schweizer Preisniveau für Immobilien ist schier unglaublich. Viele Eidgenossen haben sich in den vergangenen Jahren für Immobilienkäufe sehr hoch verschuldet. Wenn diese Blase platzt, werden die Schweizer Banken übel wanken.

Die Schweizer Nationalbank hat sich extrem hoch im Euro engagiert. Vor allem sollte damit der Wert des Schweizer Franken niedrig gehalten werden. Des Weiteren hat die Schweizer Nationalbank sehr umfangreiche Investitionen in europäische Aktien getätigt. Ein weltweiter Crash wird die Schweizer Nationalbank gefährlich treffen: Europäische Anleihen werden dann nicht mehr bedient und die Aktienwerte werden enorme Kursverluste einfahren.

Wenn für den Schweizer Franken beziehungsweise für das Bankensystem Schuldenschnitte notwendig werden, dürften ausländische Anleger definitiv schlechter behandelt werden. Ausländer müssten sich mit Sicherheit auf höhere Verlustquoten einstellen.

Raffiniertes mögliches Schuldenschnitt-Modell

Sehr viele Ausländer haben ihre Schweizer Bankschließfächer gefüllt mit großen Mengen an Schweizer-Franken-Banknoten. Die wenigsten Anleger wissen, dass in der Schweiz nach der Ausgabe neuer Banknoten die alten Geldscheine nur noch eine kurze Gültigkeit haben. Das gesetzliche Umtauschrecht in neue Scheine erlischt nach kurzer Zeit.

Bei der Einführung neuer Geldscheine – nach dem Crash – könnte die Schweizer Nationalbank sehr einfach bestimmen, dass Ausländer nur eine niedrige Quote (von zum Beispiel 10 Prozent) an neuen Geldscheinen erhalten werden. Diejenigen Ausländer, die nicht innerhalb der Umtauschfrist in die Schweiz reisen, erhalten dann nichts mehr für ihre ungültig gewordenen Geldscheine. Unterstellen Sie einfach, dass nach einem weltweiten Crash die Grenzen europaweit – zumindest für eine gewisse Zeit – geschlossen werden. Eine konkrete Vorstellung von europäischen Grenzschließungen erhielten wir schon während der Corona-Krise. Dann löst sich das ganze Bargeld in Luft auf.

Liechtenstein

Wenn der Schweizer Staat nach dem weltweiten Crash in Not ist, kann sich die heutige Unabhängigkeit des Fürstentums Liechtenstein sehr schnell ändern. Das heute florierende Geschäft Liechtensteins mit all seinen internationalen Holdings wird dann ohnehin für einen langen Zeitraum nur noch einen untergeordneten Bestand haben.

Hätten Sie vor 20 Jahren geglaubt, dass das »auf ewig sichere Schweizer Bankgeheimnis« irgendwann nicht mehr existiert? Nichts ist für die Ewigkeit. Es wird nur einiger (konstruierter) Skandale bedürfen, dann werden die bisherigen Sicherheitsstrukturen in Liechtenstein gekippt. Eine Vielzahl künftig notleidender Staaten wird alles daransetzen, um auf die Vermögen der Liechtensteiner Holdings zugreifen zu können. Denken Sie nur an die »Panama Papers«[22].

Mit einem Schlag wurde eine Vielzahl versteckter Vermögenspositionen aufgedeckt und von diversen Staaten konfisziert. Es gibt keine absolute Sicherheit – schon gar nicht in depressiven Zeiten.

Norwegen

Das skandinavische Land – übrigens nicht Mitglied der EU, sondern der Europäischen Freihandelsassoziation (EFTA) – weist eine geringe Staatsverschuldung auf. Sie betrug im Jahr 2020 knapp 40 Prozent des Bruttoinlandsprodukts (BIP) des Staates.[23] Dennoch sind Norwegens Banken auch international vernetzt. Bei einem internationalen Crash wird auch das norwegische Bankensystem betroffen sein. Norwegen ist ein wichtiges Förderland für Öl und Gas. Davon leben große Teile der Bevölkerung. In einer Weltwirtschaftskrise wird die Energienachfrage drastisch zurückgehen. Einen Vorgeschmack haben Sie schon durch die Corona-Krise erhalten: Die Energiepreise sind drastisch gefallen. Künftig werden sich die öl- und gasfördernden Länder bei den Energiepreisen gegenseitig unterbieten. Das sind keine guten Wirtschaftsaussichten für Norwegen. Eine Geldanlage in diesem Land ist eher kritisch zu betrachten.

Kanada

Das Land ist stark abhängig von der Gewinnung von Rohstoffen sowie von der Öl- und Gasförderung.[24] Für die Energie- und Rohstoffförderung sind die wirtschaftlichen Aussichten in einer Weltwirtschaftskrise schlecht. Zudem ist das kanadische Bankensystem eng verbunden mit dem der USA. Bei einem internationalen Bankencrash sind die Aussichten für das kanadische Bankensystem denkbar schlecht. Ein Geldinvestment in diesem Land birgt sehr hohe Risiken.

Australien

Das Land ist stark abhängig von der Gewinnung von Rohstoffen (Eisenerze und Kohle).

Für die Rohstoffförderung sind die wirtschaftlichen Aussichten in einer Weltwirtschaftskrise sehr schlecht. Investments in diesem Land sind deshalb mit einem hohen Risiko behaftet.

Singapur

Singapur ist ein Stadtstaat von der Größe Hamburgs. Es liegt vor den Toren Malaysias.

Die Geschichte hat gezeigt, dass die Interessen Chinas, Japans und Englands an Singapur sehr groß sind. China, Japan oder auch Malaysia könnten versucht sein, sich diesen prosperierenden Kleinstaat einzuverleiben. Sie wissen nie, welche geopolitischen Veränderungen es geben wird. Solange das internationale Bankensystem intakt ist, können Sie Geldanlagen oder Edelmetallverwahrungen dort regeln lassen. Nach einem Crash werden Sie nirgendwo Ansprechpartner finden. Ihr dort gelagertes Vermögen versinkt im Sumpf. Eine Anwaltskanzlei zum Klagen finden Sie heute kaum – in der Zukunft erst recht nicht. Ein dortiges Investment birgt in Depressionszeiten unkalkulierbare Risiken – mit der Wahrscheinlichkeit eines Totalverlust.

Fazit

Die fünf aufgeführten Länder als »Anlageparadiese« mögen heute wohl ihre bedingte Berechtigung haben.
Für Zeiten einer »Großen Depression« sind diese aber nur eingeschränkt oder gar nicht tauglich und bergen das Risiko von Totalverlusten.

9.5 Bargeld

Aus heutiger Sicht gibt es zwei gute Gründe, Geld vom Konto abzuheben:

- Sie vermeiden Strafzinsen der Bank auf Kontoguthaben und
- verhindern »Bail-in«-Abbuchungen im Fall einer Bankenschieflage.

Bewahren Sie in jedem Fall die Kontoauszüge auf, welche die Bargeldabhebungen dokumentieren. Es ist damit zu rechnen, dass künftig das Finanzamt oder eine andere staatliche Organisation den Nachweis wünscht, dass es sich um »sauberes Geld« handelt. Ansonsten könnte man Ihnen Schwarzgelder oder Mittel aus Geldwäsche unterstellen.

Sofern es zu einem späteren Zeitpunkt zu Bargeldverboten kommen sollte, können Sie das Geld wieder auf das Konto einzahlen. Vermutlich wäre dann die bessere Alternative, für die Barmittel historische Goldmünzen oder Silbermünzen zu kaufen – falls Sie dies nicht schon getan haben. Konkrete Hinweise für Münzkäufe finden Sie in den Anhängen 6 und 7.

Selbstverständlich müssen Sie sich sehr wohl überlegen, wie Sie die Banknoten verwahren. Einen Teil davon könnten Sie im Bankschließfach aufheben. Von weiteren Empfehlungen muss ich allerdings im Rahmen des Buches Abstand nehmen – diese Hinweise könnten ja auch mögliche Einbrecher lesen …

9.6 Kryptowährungen

Eine kleine Anhängerschaft schwört auf diese Anlageklasse.

Der Kauf von Kryptowährungen birgt fünf erhebliche Risiken:

- Hohe Volatilität – extrem starke Kursschwankungen
- Persönliche Gier auf sehr hohe Gewinne
- Risiko des Totalverlustes
- Hacker-Angriffe
- Keine Möglichkeit, die Initiatoren im »Worst Case« juristisch zu belangen

Im Rahmen dieses Buches gehe ich nur auf den Totalverlust ein – die anderen Risiken sind selbsterklärend. Die Möglichkeit von sehr hohen Kursverlusten haben viele Anleger schon bitterlich erfahren. Je nachdem, welchen Anbieter Sie wählen, erhöhen sich die Risiken eines Totalverlustes. Der wohl bekannteste Anbieter »Bitcoin« soll nach allgemeinen Aussagen recht sicher sein.

Wenn Ihr Kryptokonto einfach gelöscht wird, haben Sie keine Möglichkeiten, den Verursacher, den Anbieter oder irgendwelche Mitwirkenden juristisch zu belangen. Es gibt auch keine ordentliche Vertragsdokumentation.

Bezweifeln Sie, dass im Untergrund agierende Staatseinheiten die Technologien haben, um Kryptokonten auszulöschen? Dann schauen Sie sich doch einmal den Actionfilm »Der Staatsfeind Nr. 1«[25] an. Bei diesem Film handelt es sich natürlich um eine Fiktion; er vermittelt Ihnen aber einen Eindruck, über welche Technologien und Methoden solche Staatseinheiten verfügen. Und nicht zu vergessen: Dieser Film wurde bereits vor 30 Jahren gedreht. Heute gibt es mit absoluter Sicherheit noch sehr viel raffiniertere und wirkungsvollere Technologien.

Einige meiner Kunden äußerten mir gegenüber, dass ihnen das Spekulieren mit Kryptos außerordentliche Spannung und Freude bereite.

Mein Rat lautet: Wenn es Ihnen so viel Spaß macht, dann limitieren Sie den Einsatz eben auf 1 Prozent Ihres Vermögens.

Es gibt bereits staatsnahe Organisationen, die sich mit der offiziellen Einführung von Kryptowährungen beschäftigen. Sofern der Staat in späteren Jahren einen Einsatz von Kryptos als gesetzliche Pflicht durchsetzt, kann ich für meine Person nur sagen: Zum Kauf von Briefmarken, U-Bahn-Fahrkarten oder Brötchen werde ich einer solchen gesetzlichen Pflicht nachkommen. Für andere Einkäufe eher nicht. Der Einzahlungsbetrag auf ein solches staatliches Kryptokonto käme dann der Geldsumme eines monatlichen Taschengeldes für Kinder nahe.

9.7 Anleihen

In den Wertpapierdepots privater Anleger liegen oft noch frühere, etwas höher verzinsliche deutsche Staatsanleihen. In den vergangenen Jahren haben die Investoren eher Papiere der deutschen Industrie gekauft oder Geldanlagen bei Direkt- und Autobanken getätigt. Vor allem die Autobanken bieten noch eine etwas höhere Verzinsung (wenngleich auch diese deutlich unter der Inflationsrate liegt).

Die Risiken von Staatsanleihen habe ich oben im Zusammenhang mit dem Staatsbankrott erläutert. Die Situation der deutschen Industrie hat sich durch das Corona-Debakel zumindest vorübergehend signifikant verschlechtert. Stand Mai 2020 sind bereits einige namhafte Unternehmen in die Insolvenz gegangen.[26] In einer »Großen Depression« wäre die Situation dann um ein Vielfaches gefährlicher.

Bei der Währungsreform von 1948 erfolgte ein Währungsschnitt für Anleihen im Verhältnis von 1:10. Es ist davon auszugehen, dass dies bei der drohenden Währungsreform ähnlich sein wird. Anleihen sind somit als Crashvorbereitung ein denkbar schlechtes Investment.

9.8 Derivate

Derivate sind Finanzinstrumente, die vom Prinzip her bestimmte Kurse oder Preise absichern sollen. Dazu zählen unter anderem Termingeschäfte, Optionen, Futures und Swaps. Dabei sind jeweils viele Ausgestaltungen möglich.

Gefahren:

- Emittentenrisiken
- Zusammenbruch des Handels für Derivate
- Schließen der Börsen

Zu normalen Zeiten läuft der Derivatehandel reibungslos.

Das internationale Derivatevolumen ist nahezu unglaublich. Verschiedene Quellen berichten über höchst unterschiedliche Volumina. Zusammengefasst ergibt sich ein geschätztes Handelsvolumen von circa 700 Billionen Euro. Zu beachten ist aber, dass viele Derivate auf das Schattenbankensystem und andere nicht berichtspflichtige Institute ausgelagert werden. Das Marktvolumen könnte demnach sogar ein Vielfaches des offiziellen Volumens sein.

Vergleicht man diese Summen mit dem Welt-Bruttosozialprodukt von circa 80 Billionen Euro, so kann man erahnen, mit welchen Beträgen gehandelt und auch spekuliert wird. Interessante Details finden Sie unter den in der Endnote 27 angeführten Links.[27] Diese enormen Handelsvolumina werden bei einem großen Bankencrash oder einem Zusammenbruch des weltweiten Finanzsystems wie ein Kartenhaus zusammenfallen. Renommierte Emittenten wie die EUWAX AG und Börse Stuttgart AG bieten in (finalen) Crashzeiten keine hinreichende Sicherheit – EUWAX und Börse Stuttgart sind beides privatrechtliche Institutionen.

Im Übrigen ist damit zu rechnen, dass bei einem Zusammenbruch des Finanzsystems die staatlichen Aufsichtsorgane – wie BaFin (Deutschland) oder SEC (USA) – die Abwicklung aller Derivate außer Kraft setzen werden. Bei einzelnen Bankschieflagen lässt das bereits erwähnte SAG (Sanierungs- und Abwicklungsgesetz) die Annullierung von Derivaten ausdrücklich zu. Zudem können diese staatlichen Aufsichtsorgane auch die Börsen schließen.

Absicherung von Aktien mittels Derivaten

Oft fühlen sich Anleger sicher, indem professionelle Berater ihnen die Aktiendepots mit Derivaten absichern (das sogenannte Hedging). Die Risiken von Derivaten habe ich gerade angeführt. Wenn der Emittent aus wirtschaftlichen Gründen nicht mehr erfüllen kann, gibt es keine Absicherung mehr – ebenso, wenn das Bankensystem zusammenbricht.

Als Sicherheitspuffer werden von den Aktienprofis auch gerne »Stop-Loss«-Orders genannt (Verkaufsaufträge, die automatisch ausgeführt werden, wenn die Aktie auf ein bestimmtes Niveau gefallen ist). Auf diese Weise sollen weitere Verluste vermieden werden. Sollte Ihre Bank aber nicht mehr handlungsaktiv sein, so werden die »Stop-Loss«-Orders nicht mehr ausgeführt – das Gleiche gilt, wenn der Aktienhandel an der Börse ausgesetzt wurde.

9.9 ETFs (Indexfonds)

ETFs sind Fonds, die einen Index nachbilden – zum Beispiel den DAX, einen Branchenindex oder Rohstoffe – als Index oder auch einzeln, zum Beispiel Gold.

Es gibt zweierlei Strukturen, sprich: physische und synthetische ETFs. Gestatten Sie, dass ich Ihnen an dieser Stelle die wesentlichen Unterschiede kurz skizziere. Bei einer sogenannten physischen Replikation investiert der ETF in die jeweiligen Indexbestandteile, also zum Beispiel in die im DAX 30 enthaltenen Standardwerte. In der Folge bildet der ETF die Wertentwicklung des zugrunde gelegten Barometers ab. ETFs können natürlich auch in Devisen oder Rohstoffe investiert sein.

Bei ETFs mit synthetischer Replikation kauft der Anbieter dieses Produkts die im Index enthaltenen Aktien nicht 1:1. Er lässt sich stattdessen die Wertentwicklung von einer Bank (meist BaFin Muttergesellschaft des Anbieters) garantieren. Dadurch ergibt sich ein Kontrahentenrisiko für den Anleger. Denn es besteht das Risiko, dass der Kontrahent (also die Bank) in einem Pleitefall seinen Verpflichtungen nicht nachkommen kann. In normalen Zeiten ist dieses Risiko auf 10 Prozent des Fondsvermögens begrenzt. Doch im Fall eines Supercrashs gelten andere Regeln. Grundsätzlich lässt sich zusammenfassen: Physische ETFs sind in der Regel teurer, synthetische ETFs hingegen zumindest in Crashzeiten riskanter.

Weitere Risiken ergeben sich durch die zugrunde gelegten Assets, also Wertpapiere, Rohstoffe und Währungen. Aktien und Anleihen bergen – wie bereits ausführlich dargelegt – ganz erhebliche Crashrisiken. Auch Rohstoffpreise fallen in einer Depression drastisch. Goldfonds wiederum weisen die Gefahr einer Goldkonfiskation auf.

Synthetische Indexfonds bergen die bei Anleihen typischen Emittentenrisiken (Zahlungsunfähigkeit des Emittenten, also des »Ausgebers« der Anleihe) sowie die bereits erwähnten Gefahren von Derivaten. Deshalb ist von diesen Anlagemedien unter dem Aspekt der Krisensicherung abzuraten.

Zu Gold-ETFs finden Sie im nächsten Abschnitt »Edelmetalle« unter »Gold« weitere Informationen.

9.10 Edelmetalle

Unter dem Aspekt der Geldanlage wollen wir uns auf die folgenden Edelmetalle konzentrieren:

- Platin
- Palladium
- Kupfer
- Gold
- Silber
- Rhodium

9.10.1 Palladium, Platin, Rhodium und Kupfer

»Palladium ist neben Platin und Rhodium ein wirtschaftlich wichtiges ›Platinmetall‹ und wird in großen Mengen für die Produktion von Drei-Wege-Katalysatoren genutzt. Daneben findet es Anwendung in der Elektronik, der Zahnmedizin, in Brennstoffzellen und vielen weiteren Gebieten, etwa in der Schmuckindustrie …«, so lesen wir in *Wikipedia.*[28]

Ebenso ist Kupfer fast ausschließlich ein Industriemetall. In einer »Großen Depression« geht die weltweite Industrieproduktion schätzungsweise um 35 bis 50 Prozent zurück. Dann dürfte es ein Überangebot an Platin, Palladium und Kupfer geben. Ein starker Preisverfall wird die vorhersehbare Konsequenz sein. In diese drei Edelmetalle sollten Sie daher nicht investieren.

9.10.2 Gold

Seit Jahrtausenden gilt Gold als wertbeständig. Besonders vermögende Personen sowie auch diverse Crashberater setzen auf Gold als sicheres Investment zur Vorbereitung auf den kommenden Crash. Dieses so wertvolle Edelmetall weckt aber auch die Begehrlichkeit von Staaten in Not. Hierzu finden Sie weiter unten Kapitel 10 »Goldverbot«.

9.10.3 Gold-ETFs / -Zertifikate

Viele Anleger möchten Gold nicht zu Hause oder im Bankschließfach verwahren. Sie wählen daher den Kauf von Gold über einen ETF oder ein Zertifikat. Schließlich versprechen die Emittenten in ihren Hochglanzprospekten, auf Kundenwunsch jederzeit die Barren physisch auszuliefern.

Eine Reihe von Investoren hat jedoch beim Auslieferungsersuchen der Barren keinerlei Erfolg gehabt. In der Fußnote finden Sie Links zu Berichten, aus denen hervorgeht, dass man sich auf die Auslieferungsversprechen keineswegs immer verlassen kann.[29]

9.10.4 Exkurs: Lagerung im Ausland / Zollfreilager

Die angeführten Beispiele der Auslieferungsverweigerung sollten Goldanlegern ein mahnendes Beispiel sein. In Zeiten einer Depression kann sich die Lage nur verschärfen. Gerichtliche Klagen sind heute schon kaum durchzusetzen – dies wird künftig eher noch schwieriger. Gegenüber externen Verwahrern dürfte in einigen Fällen eine gewisse Skepsis angebracht sein. Deren Sicherheitsstandards sind in vielen Fällen niedriger als die von Banken.

Bei einem Rotterdamer Verwahrer wurden zum Beispiel im Dezember 2019 Goldbarren in der Höhe von mehreren Millionen Euro gestohlen.[30] Über Zollfreilager ist bis heute nichts Negatives bekannt geworden. Seien Sie sich aber im Klaren darüber, dass diese privaten Verwahrer im Ausland sind. Im Übrigen gelten dort die gleichen Risiken, die ich im Kapitel »Kontengeld« im Exkurs: »Vermeintlich sichere Banken im Ausland« dargelegt habe.

Bedenken Sie: Das Goldverbot der USA von 1933 sowie die früheren deutschen Goldverbote beinhalteten immer auch die Ablieferungspflicht von im Ausland verwahrtem Gold. Eine Verwahrung im Ausland bietet voraussichtlich keine Sicherheit gegen ein künftiges Goldverbot.

Sie erhalten im Anhang 5 detaillierte Möglichkeiten zu Goldinvestments. Zu Silber finden Sie unten Kapitel 11 »Silber – das bessere Gold«.

9.11 Numismatik

Eine kleine Anlegergruppe sammelt leidenschaftlich numismatische Münzen. Das Gebiet von Sammlermünzen bereitet den Enthusiasten große Freuden. Viele von ihnen betrachten die Numismatik auch als eine hochwertige Geldanlage. Die Preissprünge der vergangenen Jahre waren enorm. Im Gegensatz zu den sogenannten Bullion Coins (zum Beispiel Krügerrand, Philharmoniker, Maple Leaf usw.) orientieren sich die Preise numismatischer Münzen überhaupt nicht oder nur geringfügig am Edelmetallwert. In manchen Fällen enthalten diese Münzen gar kein Edelmetall.

In den kommenden depressiven Zeiten dürften die Preiseinbrüche sehr stark sein. In Zeiten, in denen viele Menschen alle verfügbaren wertvollen Vermögensgegenstände verkaufen müssen, um zu überleben, wird Numismatik keine gute Geldanlage sein. Bis numismatische Münzen nach einem Crash wieder ein hohes Preisniveau erreichen werden, könnten Jahrzehnte vergehen.

Zur Beruhigung aller engagierten Sammler: Solange diese Investments nicht einen Großteil Ihres Vermögens darstellen, können Sie sich gern an diesem Hobby erfreuen.

Gestatten Sie mir, dass ich Ihnen an dieser Stelle eine erlebte Anekdote erzähle: 1980 kletterte der Goldpreis auf ein damaliges Allzeithoch.

Als junger Mann erlebte ich auf einem Botengang für einen Treuhänder, wie Sammlermünzen säckeweise zum Einschmelzen verkauft wurden – ich hatte die Aufgabe, diese schweren Säcke mit Goldmünzen zu tragen. Damals dachte ich nur an all die Sammler, die diese Münzen mit viel Liebe über Jahre zusammengetragen und gesammelt hatten. Die Sammler von damals wären finanziell besser gefahren, hätten sie nur Massenware gehortet. Dann wäre ihr finanzieller Gewinn deutlich höher gewesen. Der Wert numismatischer Münzen wurde vom hohen Goldpreis überholt.

9.12 Diamanten / Edelsteine

Bis in die 1970er-Jahre galten Diamanten für die Reichen als Ausdruck von Luxus. Vor allem die »noblen Damen« zeigten gern ihren Reichtum mit erlesenen Brillantencolliers. Heute sind Diamanten eher aus der Mode gekommen. Hierzu dürften auch die erstklassigen Fälschungen beigetragen haben. Selbst der interessierte Laie ist wohl kaum in der Lage, die Echtheit und Qualität von Diamanten richtig einzuschätzen. Auch Expertisen werden teils gefälscht. Oder es werden einfach beim Verkauf an Private unrealistische Marktpreise angesetzt.

Es gibt nur ganz wenige Adressen, an die man zu einem späteren Zeitpunkt diese Stücke zu einem halbwegs fairen Preis wiederverkaufen kann. In Notzeiten dürfte dies dann noch schwieriger sein. Zumindest muss man mit hohen Verlustabschlägen rechnen.

Für den »normalen Vermögenden« ist diese Anlageklasse ungeeignet. Für sehr reiche Anleger könnten Diamanten eine kleine Beimischung zum Vermögen sein – unter der Voraussetzung, es handelt sich um Spitzenware, die bei einem top seriösen Händler gekauft wurde.

Andere Edelsteine spielen zu Geldanlagezwecken eher eine untergeordnete Rolle.

9.13 Luxusuhren

Die Fangemeinde der Uhrensammler ist heute recht groß. Die Mehrheit der Enthusiasten sammelt Armbanduhren von renommierten Luxusherstellern aus der Schweiz und dem sächsischen Glashütte. Es haben sich schon enorme Preisblasen im Segment Armbanduhren gebildet. Die renommierte Uhrenindustrie versteht es sehr gut, diesen Hype zu schüren – man denke allein daran, was all diese Anzeigen in den Hochglanzmagazinen kosten – Millionen …

Sofern in den Uhrwerken besondere Komplikationen (Zusatzfunktionen) enthalten sind, haben hohe Preise durchaus ihre Berechtigung. Man achte aber darauf, dass das Gesamtinvestment in vernünftigen Relationen zum Gesamtvermögen steht. Die Nobelmarke Rolex weist zwar keine besonders raffinierten Komplikationen auf, sie steht aber synonym für wertvolle Armbanduhren und ist international extrem begehrt, was gegenwärtig eine gewisse Werthaltigkeit und bei gesuchten Modellen sogar Wertsteigerungspotenzial verspricht. In Zeiten einer »Großen Depression« dürfte es über einen langen Zeitraum aber keine Nachfrage nach solchen Luxusuhren mehr geben.

Auf jeden Fall wird der Sektor Armbanduhren kein gutes Crashinvestment sein. Hiervon ausgenommen sind Uhren mit hohem Goldgehalt und hochwertigen Goldarmbändern. Das Investment sollte dann aber nicht höher als das 2- bis 3-Fache des reinen Goldwertes sein.

Ein namhafter Crashberater empfiehlt seinen Millionärskunden, die Schließfächer mit Uhren eines bestimmten Schweizer Herstellers zu bestücken – Stückpreis je Uhr: zwischen 10.000 und 30.000 Euro. In einer »Großen Depression« dürften die Anleger beim Wiederverkauf kaum mehr einen akzeptablen Betrag erhalten – Preisverluste von 90 Prozent dürften dann die Regel sein. Es ist sehr fraglich, ob in späteren Jahrzehnten derartige Uhren jemals wieder einen hohen Wert erzielen können. Zum Thema »Historische Goldtaschenuhren als Investment« finden Sie in Anhang 6 interessante weiterführende Informationen.

Exkurs

Historische Longines – ein künftiger Sachwert?

Exemplarisch für viele historische Uhren wie auch Antiquitäten soll ein Investment mit Blick auf die Zukunft (Depression) beleuchtet werden.

Longines ist einer der frühesten der noch existierenden Hersteller sehr edler Uhren.

Die abgebildete Taschenuhr in Silber wurde anlässlich der Weltausstellung in Mailand im Jahr 1906 in einer Auflage von sehr wenigen Einzelstücken gefertigt. Verbaut wurde in das Jugendstil-Repoussé-Gehäuse ein sehr seltenes Uhrwerk. Die abgebildete Longines-Jugendstil-Repoussé-Uhr ist sehr wahrscheinlich die einzige noch existierende Originaluhr – ein bekannter Uhrenhändler bietet eine ähnliche, zusammengebastelte Longines für 5000 Euro an. Die abgebildete Uhr ist in einem perfekten, neuwertigen Zustand.

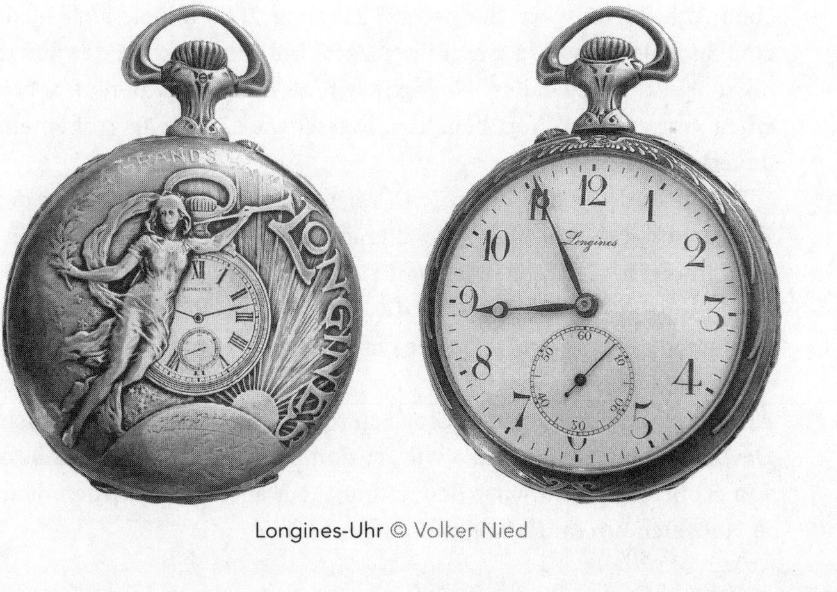

Longines-Uhr © Volker Nied

In depressiven Jahren und auch danach wird die Nachfrage nach einem solchen Exponat eher gering sein. Es wird schlicht kein freies Geld vorhanden sein, um solche Raritäten zu kaufen.

Der Sammler der Uhr stimmt mit mir überein, dass dieses noble Unikat kein Investment für Crashzeiten ist. Er hat Freude an der Uhr. Der heutige und vor allem künftige Wert interessiert ihn nicht wirklich. Er wird die Uhr später einmal seinen Kindern vererben. Dies ist eine realistische Zukunftseinschätzung.

Eine ähnliche Einschätzung für die zukünftigen Werte gilt entsprechend für die nachfolgenden Abschnitte »Antiquitäten / Kunst« und »Oldtimer«.

9.14 Antiquitäten / Kunst

9.14.1 Antiquitäten

Von 1960 bis circa 2000 erlebte diese Anlageklasse einen unheimlichen Aufschwung – in den Jahren kurz vor 2000 bildete sich sogar eine Spekulationsblase. Seit dieser Zeit sind die Preise in der Spitze bis zu 90 Prozent gefallen. Nur sehr seltene, museale Exponate haben einen vertretbaren Wert behalten. Massenware ist heute großenteils unverkäuflich.

Der Grund für den enormen Preisverfall ist eine Änderung des Zeitgeschmacks. Vor allem die älteren Sammler sterben aus. Die Jugend interessiert sich eher selten für Antiquitäten. Falls Sie Antiquitäten-Enthusiast sind, sollten Sie die schönen Objekte als Wohnungseinrichtung ansehen und Freude daran haben.

Als Wertanlage gegen einen Crash sind Antiquitäten eher untauglich. Davon ausgenommen sind – wie erwähnt – seltenste, museale Stücke von großer geschichtlicher Bedeutung. Aber auch diese dürften dann in Notzeiten nur langfristig verkaufbar sein.

9.14.2 Kunst

Der Kunstmarkt ist äußerst vielfältig. Nachfolgend wird nur der Markt für bedeutende Gemälde näher beleuchtet. Kleinkunst läuft seit Jahren schlecht. Auch hat das Interesse an Gemälden in der unteren und mittleren Preisklasse stark nachgelassen, einhergehend mit sinkenden Preisen. In diesen Segmenten wird in einer Depression der Preisverfall stark fortschreiten.

Vor einigen Jahren erregten namhafte Auktionshäuser großes Aufsehen mit exorbitanten Auktionserlösen für historische Maler wie Rembrandt oder van Gogh. Die Käufer solch spekulativer Käufe wurden nie publiziert. Bekannt ist jedoch, dass auch Finanzinvestoren und Fonds sich in diesem Markt engagiert haben.

Typisch für eine Depression ist, dass auch sehr Vermögende in diesen schweren Zeiten Sachwerte zu Geld konvertieren wollen und müssen. Die Geldgeber der Finanzinvestoren und Fonds werden die Ersten sein, die ihre Engagements zurückziehen und ihre Anteile zurückgeben werden. Notverkäufe werden also auch im Segment der hochpreisigen Kunst erfolgen. Drastische Preiseinbrüche sind auf jeden Fall zu erwarten. Namhafte Museen werden wegen Geldmangels keinesfalls als potenzielle Käufer auftreten können.

Fazit

Dieses Segment ist zur Geldanlage in den kommenden schwierigen Zeiten ungeeignet.

9.15 Oldtimer

Liebhaber historischer Fahrzeuge schwören auf ihre Anlageklasse als gute Wertabsicherung für einen kommenden Crash. Einige Oldtimer-Fans haben ganze Garagen und Lager voll mit Fahrzeugen. In dieser Anlageklasse hat sich in den zurückliegenden Jahren eine erhebliche Preisblase gebildet. Spätestens in einer Depression werden die Preise für Oldtimer sehr drastisch fallen. Es sind keine lebensnotwendigen Güter. Übrigens könnte sich eine ähnliche Entwicklung wie bei Antiquitäten auch bei Oldtimern ergeben. Es muss nicht einmal zu einer »Großen Depression« kommen.

Ich erinnere mich an die erste (1973) und zweite (1979/1980) Ölkrise. In der zweiten Krise sanken die Preise für Luxusautos sehr stark. Zwei mir bekannte Automobilingenieure kauften damals jeweils einen Ferrari: Die ursprünglichen Preise von 200 000 bis 300 000 D-Mark waren um mindestens 80 Prozent gefallen. Für rund 20 000 DM erwarben die beiden Fahrzeugfans je einen Ferrari. Sie fuhren mit diesen Autos in dieser Zeit aber nicht. Als Technikfreaks erfreuten sie sich an den Motorengeräuschen in der Garage.

Zur Absicherung gegen einen finalen Crash sind Oldtimer eine völlig ungeeignete Anlageklasse.

9.16 Weine und Whiskys

Falls Sie wertvolle Weine und Whiskys lieben, kaufen Sie diese, um Freude am Genuss zu haben.

In Notzeiten werden sich kaum Käufer für die edlen Getränke finden. Das frei verfügbare Geld wird dann für den täglichen Lebensbedarf benötigt – als Anlageobjekt für die Zeiten nach dem Crash sind Weine und Whiskys mithin untauglich. Dennoch sollten Sie sich eine Anzahl von Weinen und Whiskys mittlerer Güte für den Eigenbedarf in den Keller legen.

9.17 Lebensversicherungen

Zur Geldanlage und Absicherung als Altersrente haben viele Deutsche in Lebensversicherungen eingezahlt. Im Allgemeinen gilt diese Sparanlage als solide und sicher.

Jedoch müssen die Anlageklassen der Lebensversicherungen hinterfragt werden.

Gemäß den deutschen Versicherungsregularien müssen die Lebensversicherungen in »besonders werthaltige« Anlageklassen investieren.

Branchendurchschnitt – vereinfacht dargestellt:[31]

• Festverzinsliche Wertpapiere, Darlehen, Hypothekendarlehen	84%
• Aktien	5%
• Beteiligungen	6%
• Immobilien	3%
• Sonstige	2%

Beispiel Allianz-Lebensversicherung

• Staatsanleihen Industrieländer	30%
• Staatsanleihen Schwellenländer	6%
• Pfandbriefe und andere besicherte Darlehen	18%
• Unternehmensanleihen	17%
• Baufinanzierungen	9%
• Aktien	10%

Im Fall der Allianz-Lebensversicherung betragen die Finanzierungen rund 80 Prozent und die Aktieninvestments 10 Prozent. Diese beiden Kategorien sind in einer »Großen Depression« hochgradig gefährdet. Des Weiteren dürften in den Positionen Staatsanleihen und Pfandbriefe hohe Summen in den Ländern Spanien, Italien und Griechenland investiert sein.

Bei künftigen hohen Ausfällen in einer Depression werden nur noch Teilbeträge für Auszahlungen verbleiben.

Wie im Abschnitt zum Thema Lastenausgleich dargelegt, wurden in der Währungsreform 1948 die Lebensversicherungen nur im Verhältnis 100:6,5 umgewandelt. Auf diesen kleinen Restbetrag durfte dann noch eine Lastenausgleichsabgabe geleistet werden, insofern der damalige Freibetrag von 5000 D-Mark überschritten wurde. Es ist davon auszugehen, dass der deutsche Staat bei der kommenden Währungsreform wieder ähnlich agieren wird.

Fazit

Mit Blick auf die Zukunft ist die Lebensversicherung eines der schlechtesten Investments für eine Crashabsicherung.

9.18 Pensionen und gesetzliche Rentenansprüche

Pensionen von privaten Arbeitgebern

In den meisten Fällen sind die Pensionsverpflichtungen in Pensionskassen ausgelagert. Diese haben einen ähnlichen Anlagestandard wie die Lebensversicherungen. Es besteht mithin nur eine geringe Sicherheit auf den Erhalt einer Rente.

Sofern die Pensionsverpflichtungen beim Arbeitgeber verblieben sind, muss man sich sehr genau die Bonität des Arbeitgebers ansehen – dies vor allem in Bezug auf die künftige Krise. Die dann entscheidende Frage lautet: Ist der betreffende Arbeitgeber in einer (noch) zukunftsträchtigen Branche tätig?

Ansprüche gegen die gesetzliche Rentenversicherung

Das deutsche Rentensystem basiert auf dem Umlageverfahren: Aus den derzeitigen Rentenversicherungsbeiträgen der arbeitenden Bevölkerung werden die fälligen Rentenzahlungen geleistet. Eventuelle Unterzahlungen hat der Staat bisher immer aus dem Bundeshaushalt ausgeglichen.

In einer kommenden »Großen Depression« wird sich die Arbeitslosigkeit drastisch erhöhen. Auch kann davon ausgegangen werden, dass die dann verbleibende aktive Arbeitnehmerschaft im Vergleich zu heute deutlich weniger verdienen wird. In der Depression werden die der Rentenversicherung zur Verfügung stehenden Mittel deutlich geringer sein.

Das heutige System mit hohen Rentenansprüchen kann dann nicht mehr aufrechterhalten werden.

Mit den künftig zur Verfügung stehenden Sozialversicherungsbeiträgen wird wahrscheinlich für alle nur noch eine allgemeine Grundrente gezahlt werden. In interessierten Kreisen haben wir eine mögliche Höhe einer solchen künftigen Grundrente intensiv diskutiert. Wir sind zu der Einschätzung gekommen, dass in depressiven Wirtschaftszeiten eine solche allgemeine Grundrente wohl vergleichbar bei 400 bis 600 Euro liegen könnte. Aus der künftigen Sicht des Staates soll eine Rente dann nur noch die wichtigsten Grundbedürfnisse abdecken: Essen und Trinken sowie sonstige Kleinigkeiten.

Das Problem fehlender Geldmittel für Mieten wird künftig auf den Vermieter abgewälzt – wie schon im Abschnitt »Immobilien« unter dem Punkt Risikopotenzial ausgeführt. Die Wahrscheinlichkeit, dass der Staat in einer Depression seine Wohngeldzahlungen an die Bürger einstellen wird, ist sehr hoch.

Exkurs

Umstellungsverhältnis von Renten- und Pensionszahlungen nach künftiger Währungsreform

In der Währungsreform von 1948 wurden Renten und Pensionen im Verhältnis 1:1 in die neue Währung umgestellt. Dies dürfte aber keineswegs in der künftigen Währungsreform geschehen. Werfen wir einen Blick auf die Geschichte:

> *»1950 lag die durchschnittliche monatliche Rente von Arbeitern bei 60,50 D-Mark und damit nur gut 10 D-Mark über der gesetzlichen Mindestrente von 50 D-Mark. Dies führte zu einer immer größeren Unzufriedenheit der Rentner, die im Vergleich zur arbeitenden Bevölkerung zusehends verarmten.«*[32]

Bei einem derartig niedrigen Rentenniveau von 1948 (1950) musste der Staat die Reichsmarkrenten 1:1 in die DM-Rente umwandeln. Das heutige Rentenniveau ist im Vergleich zu 1948 außerordentlich hoch. Eine Umstellung des heutigen Rentenniveaus auf die künftige Rente wird keinesfalls im Verhältnis von 1:1 erfolgen. Es ist eher zu erwarten, dass entweder ein niedriger Umwandlungsfaktor angesetzt oder sogleich ein niedriger Sockelbetrag eingeführt wird (Grundrente).

Fazit

Rechnen Sie damit, dass Sie möglicherweise größere Teile Ihrer künftigen Rentenansprüche einbüßen werden.

10.

Goldverbot

Über den staatlichen Eingriff in den Besitz und den Handel von Edelmetallen

10.1 Goldverbot in den USA

Das in der Geschichte am meisten diskutierte Goldbesitzverbot wurde 1933 in den USA von Präsident Roosevelt erlassen. Vorausgegangen war die Weltwirtschaftskrise ab 1929, die 1933 ihren Höhepunkt gefunden hatte. Die Wirtschaftswerte der Bürger verfielen drastisch – deshalb horteten vermögende Amerikaner Gold.

Die Bürger wurden damals per Gesetz dazu gezwungen, ihre Goldbestände zum Preis von 20,67 US-Dollar je Unze beim Staat abzuliefern. Betroffen waren Münzen, Barren und Goldzertifikate. Der Freibetrag lag bei 100 Dollar.

Bankschließfächer wurden gesperrt und dann von staatlicher Stelle zwangsweise geöffnet. Beschlagnahmtes Gold wurde entschädigungslos enteignet. Im Falle von Umgehungen wurden Geldstrafen verhängt; zudem drohte auch Haft von bis zu 10 Jahren. Dieses Goldbesitzverbot bestand bis zum Jahre 1974 – also 41 Jahre lang.

Erfolgreiche Durchführung in den USA

Kürzlich behauptete ein namhafter »Crashberater«, ein Goldverbot werde es in Deutschland nicht geben. Das als Beispiel angeführte Verbot in den USA sei ein Flop gewesen: »hoher Aufwand und geringer Erfolg«. Andere Autoren mutmaßen, die Amerikaner hätten in der Zeit nach 1933 nur geringe Mengen an Gold abgeliefert.

Hier die Fakten zum Goldverbot der USA

Der Goldschatz der USA erhöhte sich von 6358 Tonnen (1930) auf 19 543 Tonnen (1940). Die USA beschlagnahmten also 13 185 Tonnen Gold von ihren Bürgern – eine unsagbar große Menge. (Quellen: *Wikipedia, RT News* etc.)

Zum Vergleich: Die derzeitigen deutschen Goldreserven belaufen sich auf 3378 Tonnen.

Weitere Indizien: Teile der älteren US-Barrenbestände sind nicht handelsfähige Barren (»not good for delivery« / 999,9er-Gold). Die Barren aus der Konfiskationszeit haben einen niedrigeren Goldgehalt (»low purity«). Hierzu muss man wissen, dass die Amerikaner ihr privates Gold vor 1933 fast ausschließlich in 20-Dollar-Gold-Double-Eagles gehalten hatten. Diese Gold-Eagle-Münzen hatten nur einen 900er-Goldgehalt. Das US-Finanzministerium hatte das konfiszierte Gold einfach nur in 12,5-kg-Barren eingeschmolzen, ohne es zuvor zu raffinieren.

Die USA waren als Land damals nicht verschuldet, weshalb kein Anlass zu einer Währungsreform bestand. Dennoch erließ US-Präsident Roosevelt das Goldverbot (1933). 13.185 Tonnen Gold wurden zu einem geringen Wert eingezogen oder entschädigungslos konfisziert.

Diese gewaltige Summe beschlagnahmten Goldes in den USA kann man durchaus als eine Art Lastenausgleich zur Bewältigung der wirtschaftlichen Belastungen sehen.

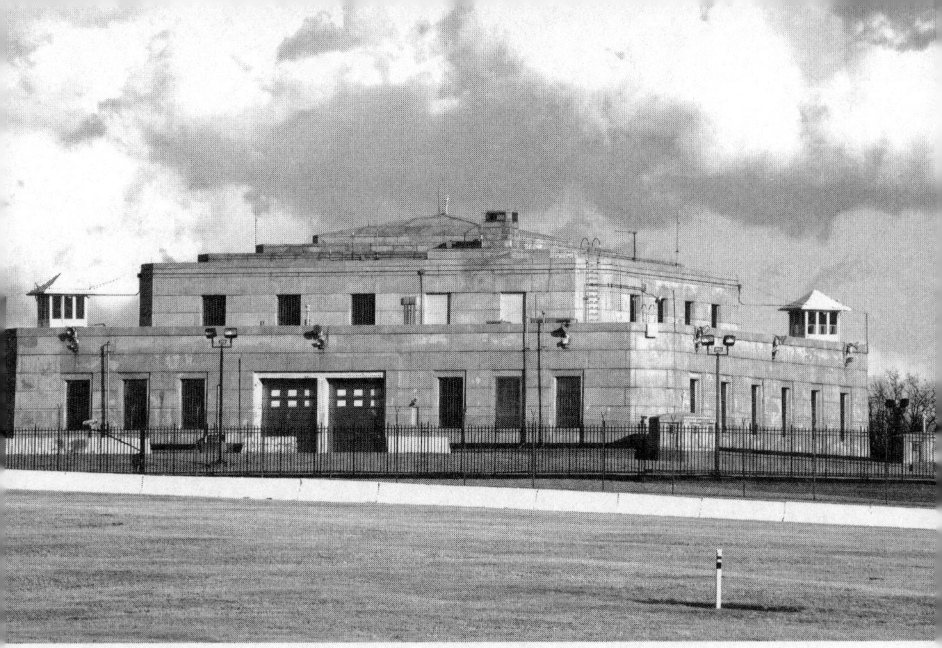

Um die ungeheuerlichen Mengen an beschlagnahmtem Gold zu lagern, baute das US-Finanzministerium 1936 eigens das legendäre Fort Knox.
© Michael Vadon / flickr.com

Fazit

Das Goldverbot der USA war ein unglaublicher Erfolg – aus Regierungssicht, wohlgemerkt! Die damaligen Proteste der Bevölkerung waren äußerst mild. Es traf ja nur die wenigen Reichen.

10.2 Goldverbote in Deutschland

Im Jahr 1916 lief im damaligen Deutschland eine Regierungskampagne namens »Gold gab ich für Eisen«. Damit sollte der Erste Weltkrieg weiter finanziert werden. Kritische Stimmen besagen, dass neben der sozialen Ächtung von Gold und Schmuck auch ein erheblicher Druck auf die vermögende Bevölkerung ausgeübt wurde. 1923 begab Reichspräsident Friedrich Ebert eine gesetzliche Zwangsanleihe zum Eintausch von Gold. Ende 1924 wurde das Goldbesitzverbot für einige Monate aufgehoben. Wegen der Wirtschaftskrise wurde der Besitz von Gold und Devisen erneut durch Restriktionen eingeschränkt.

Durch Verordnungen gegen Kapital- und Steuerflucht wurden Gold und Devisen wieder verboten. Unter den Nationalsozialisten erfolgte dann ein erneutes, direktes Goldbesitzverbot. Die Besatzungsmächte Westdeutschland wiederholten das Verbot erneut.

10.3 Derzeitige Entwicklung zu Gold

Mit den in den zurückliegenden Jahren erlassenen und verschärften Geldwäschegesetzen wurden Banken und Edelmetallhändler zu Aufzeichnungen über gekaufte und verkaufte Bestände verpflichtet. Die Personalien der Käufer und Verkäufer werden seit einigen Jahren festgehalten. All diese Daten sind von staatlicher Stelle auf besondere Anweisung jederzeit abrufbar. Das derzeitige Limit für Barkäufe von Edelmetallen ohne Identitätsnachweis (Registrierung) wurde im Januar 2020 auf 2000 Euro gesenkt.

Das sollte Sie sehr nachdenklich stimmen. Die Argumentation, es gelte, Drogen- oder Mafiagelder vom Investment in Gold auszuschließen, ist nur vorgeschoben. Der Staat will heute sicherstellen, dass er es später bei Bedarf konfiszieren kann. Seit Februar 2019 diskutiert der Internationale Währungsfonds (IWF) wieder das private Goldbesitzverbot zum Schutz für die Währungspolitik der Zentralbanken.[33]

Spricht man heute mit Menschen, die sich mit einem möglichen Goldbesitzverbot auseinandergesetzt haben, so lassen sich folgende Kommentare vernehmen:

- Heute ist die Situation ganz anders. Wir leben nicht mehr im 19. oder 20. Jahrhundert – ein Goldverbot wird es nicht geben.

- Unsere freiheitliche Ordnung lässt ein Goldverbot nicht zu.
- Ein Goldverbot wäre theoretisch denkbar, aber nicht durchsetzbar.
- Der Staat kann Gold verbieten, aber mein eigenes Gold bekommt er nicht.
- Solche Argumente indessen bringen uns nicht wirklich zu sachlichen Entscheidungen.

10.4 Goldkonfiskation gegen »Entschädigung«

Ein Staat wird auch selten von direkten Enteignungen sprechen – es heißt dann immer Enteignung gegen Entschädigung. Ein Beispiel für eine Quasi-Enteignung führe ich aus dem Jahre 1923 und den Folgejahren an:

Friedrich Ebert begab eine Zwangsanleihe zu Goldbarren und Goldmünzen. Diejenigen, die sich an das Gesetz gehalten haben, erhielten einen Goldpfandbrief (siehe Abbildung nächste Seite).

Aus der damaligen Sicht des Staates handelte es sich keinesfalls um eine Enteignung:

Der Bürger hatte sein Gold beim Staat abgeliefert und erhielt hierfür eine verzinsliche Goldanleihe. Nach den damaligen Bedingungen des Goldpfandbriefes hatte der Goldeinlieferer (Bürger) das Recht, am Fälligkeitstag der Anleihe die gleiche Menge an Gold zurückzuverlangen. Außerdem wurde dem Bürger noch eine attraktive Verzinsung versprochen. Jedoch: Der Einlieferer hatte sein sicheres Gold gegen ein (unsicheres) Schuldversprechen des Staates eingetauscht.

Einige Jahre später kam der Staat auf die glorreiche Idee, das Schuldversprechen von Gold in Reichsmark umzuwandeln. Der Rückgabeanspruch des Goldes wurde per Gesetz aufgehoben.

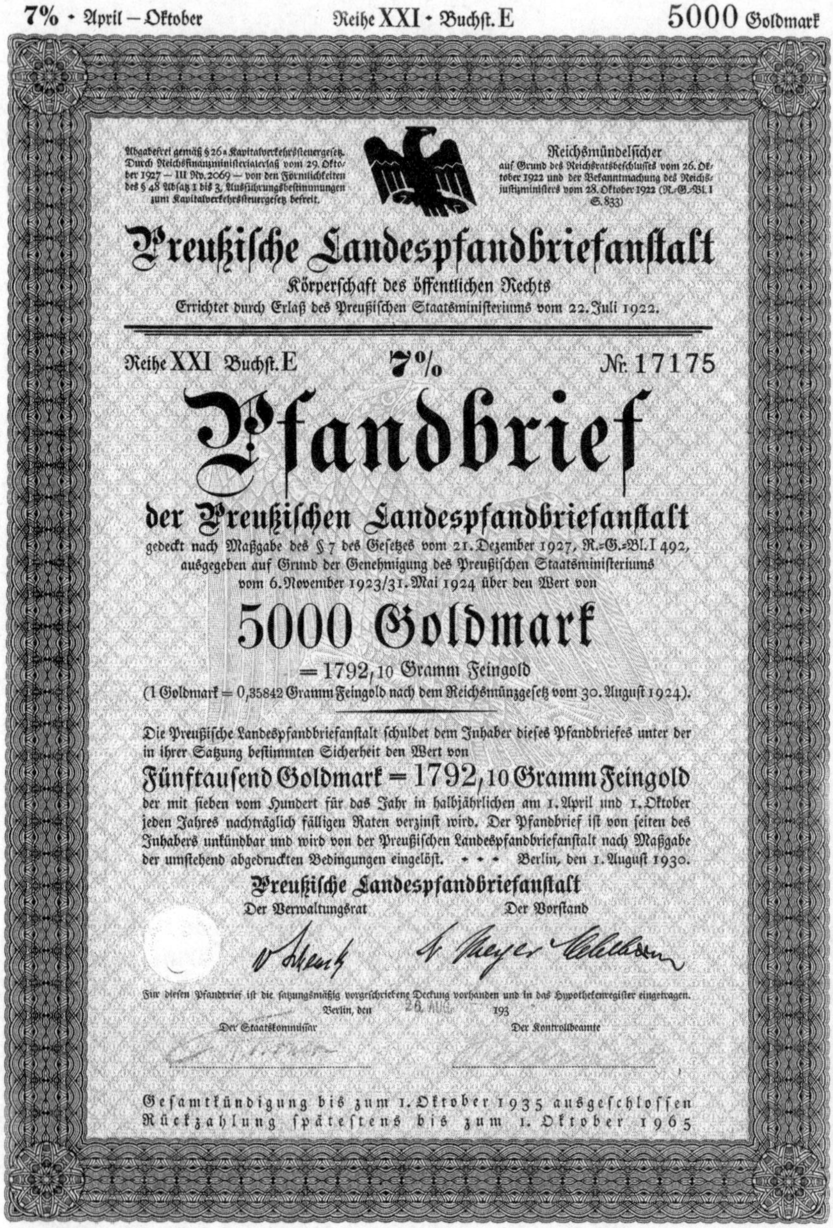
7% · April – Oktober

Reihe XXI · Buchst. E

5000 Goldmark

Abgabefrei gemäß § 26 a Kapitalverkehrssteuergesetz. Durch Reichsfinanzministerialerlaß vom 29. Oktober 1927 – III Nr. 2069 – von den Förmlichkeiten des § 48 Absatz 1 bis 3, Ausführungsbestimmungen zum Kapitalverkehrssteuergesetz befreit.

Reichsmündelsicher
auf Grund des Reichsratsbeschlusses vom 26. Oktober 1922 und der Bekanntmachung des Reichsjustizministers vom 28. Oktober 1922 (R.-G.-Bl. I S. 833)

Preußische Landespfandbriefanstalt

Körperschaft des öffentlichen Rechts

Errichtet durch Erlaß des Preußischen Staatsministeriums vom 22. Juli 1922.

Reihe XXI Buchst. E — 7% — Nr. 17175

Pfandbrief

der Preußischen Landespfandbriefanstalt

gedeckt nach Maßgabe des § 7 des Gesetzes vom 21. Dezember 1927, R.-G.-Bl. I 492, ausgegeben auf Grund der Genehmigung des Preußischen Staatsministeriums vom 6. November 1923/31. Mai 1924 über den Wert von

5000 Goldmark

= 1792,10 Gramm Feingold

(1 Goldmark = 0,35842 Gramm Feingold nach dem Reichsmünzgesetz vom 30. August 1924).

Die Preußische Landespfandbriefanstalt schuldet dem Inhaber dieses Pfandbriefes unter der in ihrer Satzung bestimmten Sicherheit den Wert von

Fünftausend Goldmark = 1792,10 Gramm Feingold

der mit sieben vom Hundert für das Jahr in halbjährlichen am 1. April und 1. Oktober jeden Jahres nachträglich fälligen Raten verzinst wird. Der Pfandbrief ist von seiten des Inhabers unkündbar und wird von der Preußischen Landespfandbriefanstalt nach Maßgabe der umstehend abgedruckten Bedingungen eingelöst. · · · Berlin, den 1. August 1930.

Preußische Landespfandbriefanstalt

Der Verwaltungsrat — Der Vorstand

Für diesen Pfandbrief ist die satzungsmäßig vorgeschriebene Deckung vorhanden und in das Hypothekenregister eingetragen.

Berlin, den 26. AUG. 193

Der Staatskommissar — Der Kontrollbeamte

Gesamtkündigung bis zum 1. Oktober 1935 ausgeschlossen
Rückzahlung spätestens bis zum 1. Oktober 1965

REICHSDRUCKEREI

Goldpfandbrief © Volker Nied

Das Ende der Goldpfandbriefe war in der Realität dann noch viel schrecklicher: Die versprochene Geldsumme in Reichsmark unterlag dann 1948 den Folgen der Währungsreform. Dementsprechend verlor der Einlieferer auch 90 Prozent des Geldwertes. Letztlich unterlagen dann auch noch die restlichen 10 Prozent dem Lastenausgleich, sofern die Freigrenze von 5000 D-Mark überschritten war.

Fazit

Das Papiergold hat sich letztlich zu einem ungeheuerlichen Albtraum entwickelt.

Künftiges wahrscheinliches Goldbesitzverbot

Aufklärung kann nur eine volkswirtschaftliche Projektion zukünftiger Wirtschaftsentwicklungen bringen. Folgende Kernthesen durchziehen meine bisherigen Ausführungen:

- Bankenzusammenbrüche weltweit,
- Staatsbankrotte weltweit,
- Währungsreformen weltweit,
- folglich Wirtschaftsdepression aller großen Volkswirtschaften weltweit.

Künftige Geldnot des Staates

Es ist jetzt schon absehbar, dass der deutsche Staat ungeheuerliche Geldmittel benötigen wird, um seine künftigen Herausforderungen zu meistern:

- Versorgung von Millionen von Flüchtlingen/Migranten,
- Versorgung von Millionen von Arbeitslosen,

- Erbringung der ungedeckten Rentenansprüche,
- Sozialleistungen für Verarmte,
- Sicherstellung der Energie- und Lebensmittelversorgung (Importe gegen Zahlung von Devisen),
- Konjunkturprogramme zur Ingangsetzung der Wirtschaft und
- Corona-Lastenausgleich – hier könnten sich die Politiker noch ziemlich üble Lösungen einfallen lassen.

Diese in der Zukunft benötigten finanziellen Mittel gilt es von den besitzenden Bürgern durch Sonderabgaben aufzubringen.

Hierzu sollte man sich vor Augen führen, dass das künftig zur Verfügung stehende Steueraufkommen im Vergleich zu heute deutlich geringer sein dürfte. Folglich bleibt dem Staat in der Zukunft zur Durchführung seiner Aufgaben nur die Enteignung seiner Bürger. Jede Regierung, egal welcher politischen Richtung, wird gezwungen sein, auch das Gold der Bürger zu beschlagnahmen. Wahrscheinlich wird dieses gegen Ausgabe von Schuldtiteln (Anleihen) zu einem geringen Wert eingezogen werden. Das Goldverbot der USA von 1933 sollte uns ein mahnendes Beispiel bleiben.

Durchsetzbarkeit eines Goldbesitzverbots in Deutschland

Notstandsgesetze, gegebenenfalls mit künftigen Erweiterungen, werden ein Goldbesitzverbot auch nach dem Grundgesetz erlauben – nach dem Motto: Sozialbindung von Eigentum.

Konkret könnte dies folgendermaßen aussehen

- gesetzliche Goldablieferungspflicht, zum Beispiel bei der Bundesbank/Landeszentralbank, Entschädigungen zu einem geringen Wert mit Schuldscheinen;

- Goldhandelsverbot – Ausnahme zum Beispiel für Bundesbank/Landeszentralbanken;
- drastische Strafandrohungen: hohe Geld- und eventuell auch Gefängnisstrafen;
- Mitteilungen aller Banken und Goldhändler über Goldverkäufe der vergangenen 10 Jahre an das Zentralfinanzamt in Nürnberg. Anmerkung: Den Banken stehen diese Informationen innerhalb weniger Tage zur Verfügung (elektronische Meldungen);
- Versiegelung aller Bankschließfächer – Öffnung der Schließfächer in Präsenz eines Finanzbeamten;
- Hausdurchsuchungen des Finanzamtes in Verdachtsfällen;
- entschädigungslose Enteignung bei Nichtandienung.

Die Proteste der Bevölkerung dürften gering sein – es trifft ja nur die »Reichen«. Große Teile der verarmten Bevölkerung werden diesen Schritt sogar ausdrücklich begrüßen;

Denunzianten (neidende Nachbarn oder Bekannte) werden dem Staat mit (anonymen) Anzeigen behilflich sein.

Mit diesen Maßnahmen wird der Staat vermutlich 60 bis 70 Prozent des deutschen privaten Goldes konfiszieren können.

Zeitpunkt eines Goldbesitzverbots

Obwohl der IWF und andere Institutionen ein Goldverbot zur Sprache bringen, ist kurzfristig voraussichtlich noch nicht mit einem solchen Schritt zu rechnen. Lediglich die derzeitige Corona-Krise könnte den Staat auf die Idee bringen, die Goldbesitzer zur Kasse zu bitten.

Jedoch ist ein Goldinvestment bei den meisten Anlegern eine langfristige Anlage. Sie soll insbesondere den Investor in kommenden unsicheren Zeiten absichern. Folglich muss bereits heute die kritische Frage gestellt werden: Wird mein Investment in Gold künftig halten?

Werde ich nach einem Crash auf mein Gold zurückgreifen können? Je nach persönlicher Situation bestehen in Einzelfällen Möglichkeiten, sich gegen das kommende Goldverbot zu schützen.

Handlungsempfehlung

Sollten Sie neuzeitliches Gold (Barren, Unzen, Münzen etc.) in größeren Mengen besitzen, so erwägen Sie einen Verkauf und engagieren Sie sich in historischem Gold. Falls Sie das Gold in den vergangenen 10 Jahren offiziell gekauft haben, sollten Sie sich unbedingt eine Verkaufsquittung geben lassen. Beim späteren Goldverbot wird das Finanzamt das (neuzeitliche) Gold einfordern.

Die Ausrede, das hätten Sie nicht mehr, wird das Finanzamt definitiv nicht glauben. Sie müssten dann ein paar Tage später mit einer Hausdurchsuchung rechnen. Das Finanzamt kommt dann in solchen Fällen immer so morgens um 4:00 oder 5:00 Uhr.

Ausnahme historisches Gold

Bei früheren Goldverboten war historisches Gold regelmäßig von der Ablieferungspflicht ausgenommen. Dies war auch 1933 in den USA der Fall.

Historisches Gold könnten sein

- Münzen
- Uhren
- Schmuck
- Goldkunst

Den Begriff »historisch« definiert in Deutschland das Zollgesetz: Der jeweilige Gegenstand muss mindestens 100 Jahre alt sein. Hierüber ist ein Nachweis zu erbringen. Bei Münzen ist das unproblematisch. Bei diesen ist regelmäßig die Jahreszahl eingeprägt. Für andere Objekte wären dann jeweils Nachweise zu erbringen.

Weitere Informationen zu historischem Gold finden Sie in Anhang 6.

Wichtig: In der Vergangenheit war historisches Gold fast immer von Goldverboten ausgeschlossen. Sie können jedoch nicht mit 100-prozentiger Sicherheit davon ausgehen, dass dies der Staat künftig genauso handhaben wird. Besonders bei historischen Münzen könnte der Staat gewisse Einschränkungen vornehmen.

11.

Silber – das bessere Gold

Silber bezeichnet man auch als das »Gold des kleinen Mannes«[34]. Tatsächlich war Silber gerade für Privatanleger immer wieder interessant. Jedoch haben einige Investoren wegen der Preiseinbrüche der zurückliegenden Jahre das Interesse an diesem Metall verloren. Als sich aber Anfang 2020 die Preise erholten, stieg das Interesse der Privatanleger wieder. Vor allem zu Zeiten der Corona-Krise wurde wieder vermehrt Silber gekauft. Physische Edelmetalle waren insbesondere wegen der Produktionseinstellung der Edelmetallschmelzen teils nur schwer oder gar nicht erhältlich.

Sofern man den Silbermarkt sehr gut kennt, können einem starke Preisschwankungen nach oben und unten wenig anhaben. Im späteren Verlauf werden Sie erfahren, dass Silber eine mehr als glänzende Zukunft hat. In vielerlei Hinsicht ist Silber ein strategisches Investment für die Zukunft. Dies gilt es immer im Auge zu behalten.

Um Silber zu verstehen, muss man wissen, dass es heute in erster Linie ein Industriemetall ist – dies im Vergleich zu den gekauften Mengen der Privatanleger. Beginnen wir mit einem Überblick zur heutigen Verwendung von Silber:

Silber-Anwendungen (unter anderem)

- Kfz-Industrie
- Metalllegierungen
- Halbleitertechnik*

- LED-Anwendungen*
- Wärmetechnik
- Kühltechnik
- Wasserreinigung*
- Fotografie
- Medizintechnik*
- Silber-Zink-Batterien*
- RFID-Chips***
- Solartechnik***
- Quantenmechanik*
- HTS-Technik (Hoch-Temperatur-Supraleiter)**
- Schmuck, Münzen, Barren (Privatanleger)***

* Grad der Bedeutung für die Zukunft // *** höchste künftige Bedeutung

Hans-Jörg Müllenmeister, Ingenieur für Elektrotechnik und Autor, schreibt zutreffend:

> *»Es sind die einzigartigen physikalischen, chemischen und biologischen Eigenschaften, die das Edelmetall Silber auf sich vereint, die Hauptargumente für den enormen Verbrauch von Silber in der Industrie und damit für die hohe industrielle Nachfrage liefern.«*[35]

Einen außerordentlichen Wachstumsbereich sieht Müllenmeister in zukunftsträchtigen Anwendungen wie »RFID«-Chips, Quantenmechanik und HTS-Technik (Hoch-Temperatur-Supraleiter).

RFID-Chips sind funkgesteuerte Datenträger mit einer Silberantenne. Sie dienen dem automatischen Identifizieren und Erfassen von Daten und Personen. Wichtige Beispiele sind alle Arten der Überwachung wie Positionsbestimmung (Straßenverkehr, Banknoten, Personalausweis) sowie Zutrittskontrollsysteme. Traurige Berühmtheit erlangten die RFID-Chips durch die gegenwärtigen Diskussionen um Impfchips. Müllenmeister schätzt wegen eines milliardenfachen künftigen

Einsatzes von RFIDs den Silberverbrauch im Jahr 2030 nur für diese Anwendungen auf ganze 25 Prozent der Silberjahresproduktion.

Die Medizintechnik verwendet Silber in einer Reihe von Apparaturen. Vor allem gehen heute die Krankenhäuser dazu über, silberbeschichtete Bettlaken und Liegevorrichtungen einzusetzen: Silber tötet alle Bakterien, Viren und Pilze ab – alle, es gibt keinerlei Resistenzen. Sollte die weltweite Pharmaindustrie zu einem späteren Zeitpunkt ihren Widerstand gegen kolloidales Silber (Silberwasser zur Einnahme beim Menschen) aufgeben, stehen der medizinischen Heilkunde ungeahnte Möglichkeiten zur Heilung zur Verfügung. Dies ist besonders der Fall bei Erkrankungen durch Viren, Bakterien oder schädliche Pilze. Siehe hierzu auch Anhang 8.

Eine besondere Rolle spielt Silber auch in der Solartechnik – hierzu gleich mehr in einem Exkurs. Alle vielfältigen Silberanwendungen der Industrie zu beschreiben würde ein eigenes Buch füllen.

Müllenmeister führt weiter aus, dass sich viele silberverzehrende Anwendungsgebiete erst im Anfangsstadium befänden. Die Investitions- und Industrienachfrage steige rapide, auch in Schwellenländern.

Exkurs

Die FAZ beschreibt in einem Beitrag vom 29. Oktober 2019 die Solarenergie als das »Öl dieses Jahrtausends«[36]. Die Solartechnologie trifft auch auf eine breite Resonanz in der Bevölkerung. In einer kommenden »Großen Depression« wird die deutsche Regierung eine Vielzahl von Konjunkturprogrammen auflegen. Der massive Ausbau von Solarfeldern wird ein tragendes Element sein.

Ein solches Programm schafft Beschäftigung in Deutschland und reduziert Importe von Gas und Kohle, die für die Verstromung durch die Elektrokraftwerke benötigt werden. Die Maschinen für die Herstellung von Solarpanels basieren auf deutscher Technologie. Ebenso gibt es eine Reihe von Herstellern von Solarmodulen. Die geringere Einfuhr von Kohle und Gas wird Deutschland in der Importbilanz entlasten – hierzu weitere Ausführungen im Kapitel 16 »Das künftige Denken in Devisen«.

Beim weiteren Ausbau der Solarenergie ergibt sich künftig jedoch ein Problem: Solarpanels benötigen Unmengen an Silber. Die Reflektoren bestehen aus Silberbeschichtungen. Ohne Silber läuft in der Solartechnik nichts. Bei einer künftigen Silberknappheit sind die Silberinvestoren gut aufgestellt. Silber wird kräftig nachgefragt.

Sehen wir uns nun an, warum Silber künftig knapp sein wird. Hierzu muss man zunächst wissen, wie Silber gefördert wird.

11.1 Silberförderung

Die wenigsten Anleger wissen, wie Silber heute gefördert wird:

- 20 Prozent aus (originären) Silberminen
- 80 Prozent aus Minen von Buntmetallen:
  Blei, Zink, Kupfer, Gold

Das am meisten geförderte Silber stammt aus einer elektrolytischen Trennung von Buntmetallen und Silber. Im Fachbegriff bezeichnet man Silber auch als Kuppelprodukt – ein Metall, das bei der Förderung von Blei, Zink, Kupfer und Gold »abfällt«.

In einer Rezession oder gar »Großen Depression« sinkt deshalb mit der künftig geringeren Förderung von weniger nachgefragten Industriemetallen auch das Silberangebot drastisch.

Die Kupfernachfrage ist beispielsweise in den vergangenen Jahren durch massive industrielle Expansion und den Ausbau an Wohneigentum Chinas erhöht worden. Es ist bereits jetzt absehbar, dass Chinas Wirtschaft nicht weiter expandieren wird. Die Kupfernachfrage fällt bereits heute schon – in der Zukunft erst recht. Somit wird auch künftig weniger Silber durch die Sekundärförderung durch Kupfer zur Verfügung stehen.

Das für die oberirdische Förderung weltweit verfügbare Silber reicht nur noch für circa 15 Jahre – nachzulesen auch bei Müllenmeister. In einigen Jahren wird die künftig geringe Verfügbarkeit von Silber bei der silberverarbeitenden Industrie einen ungeheuerlichen Schock auslösen.

Ein späteres Ausweichen auf die unterirdische Förderung ist möglich. Aber diese Art der Gewinnung erhöht die Förderkosten um das 20- bis 30-Fache. Vor allem benötigt der Aufbau unterirdischer Förderanlagen einen Zeitrahmen von ungefähr 9 bis 10 Jahren.

11.2 Gold-Silber-Verhältnis

Die Gold-Silber-Ratio bezeichnet, wie viele Unzen Silber eingesetzt werden müssen, um eine Unze Gold zu erwerben. Das jahrhundertelange Verhältnis von 1:15 orientierte sich anfänglich am Knappheitsverhältnis: Gold war 15-fach knapper als Silber. Über Jahrtausende wurden Gold und Silber fast ausschließlich als Wertaufbewahrungs- oder als Zahlungsmittel eingesetzt.

Durch gezielte Marktpreisdrückungen haben wir derzeit eine Gold-Silber-Ratio von circa 1:90 (Stand Juli 2020).

Einige Großinvestoren nutzten diese Gelegenheit, um ungeheuerliche Silbermengen billigst zu kaufen und zu horten. Müllenmeister spricht von 20 000 Tonnen – dies entspricht 75 Prozent der gesamten Förderung eines Jahres. Über die Silberpreisdrückungen und das Horten von Silber gibt es eine Reihe guter Publikationen von Theodore Butler. Diese Veröffentlichungen finden Sie im Autorenverzeichnis auf *Goldseiten.de.*[37] Der Autor dieses Buches geht davon aus, dass spätestens nach Einführung eines Goldverbots und weiterer Silberverknappung die Gold-Silber-Ratio künftig wieder bei 1:15 liegen wird. Es wäre auch nicht überraschend, wenn das Verhältnis dann 1:10 betragen wird.

11.3 Goldverbot ja – Silberverbot nicht möglich

Wie dargelegt, dürfte ein Goldverbot in Zukunft durchaus möglich sein. Auch wird ein solches Verbot leicht durchsetzbar sein. Ein Silberverbot hat es in der Geschichte noch nie gegeben.

Vor allem ist Silber heute vornehmlich ein Industriemetall. Ein Verbot wäre wegen der vielfachen industriellen Anwendungen gar nicht durchsetzbar. Die derzeitigen Silbermengen in privater Hand sind gering – im Vergleich zu industriellen Vorräten.

Privates Silber befindet sich heute vorrangig in Händen von Münzsammlern – zumeist ältere Herrschaften, die D-Mark- und Euro-Münzen sammeln. Solche »kleinen« Silberbestände zu konfiszieren würde den erheblichen Aufwand nicht lohnen. Diese Sammler würden auch erheblichen Widerstand leisten und für Unmut in der Bevölkerung sorgen. Denkbar wäre, dass es für Silberbarren ab einem Kilogramm Handelsbeschränkungen geben wird. Diese Barren müssten dann möglicherweise der Bundesbank oder autorisierten Institutionen im Verkaufsfalle angeboten werden. Deshalb empfehle ich meinen Kunden immer, nur kleine Silbereinheiten zu kaufen – Barren bis maximal 100 Gramm. Sollte es zu einem Goldverbot kommen, würde Silber das Edelmetall sein, an dem sich Privatanleger orientieren werden.

Exkurs

Verwahrung von Silber in Bankschließfächern

Aus Sicherheitsgründen sollten Sie Silber immer in mehreren Bankschließfächern bei unterschiedlichen Geldinstituten einlagern – jedenfalls sofern Sie die Anschaffung größerer Silbermengen im Auge haben. Viele meiner Kunden erwidern auf diese Empfehlung – das künftige Goldverbot im Auge –, dass die Bankschließfächer doch künftig über einen langen Zeitraum aufgrund staatlicher Anweisungen versiegelt werden könnten. Das ist richtig. Im Bankschließfach verwahren Sie nur Silbermünzen oder Barren, die Sie die nächsten 3 Jahre nach dem finalen Crash nicht benötigen. Dann spielt es auch keine Rolle, wenn Sie über mehrere Jahre keinen Zugriff mehr auf Ihr Bankschließfach haben werden.

Stellen Sie bitte nur sicher, dass Sie eine Auflistung des im Schließfach aufbewahrten Silbers anfertigen – gegebenenfalls mit einem Foto. Sie benötigen diese Dokumentation spätestens für die Vermögenserklärung bei einem kommenden Lastenausgleich. Es wäre mehr als peinlich, wenn Sie in der dann notwendigen Vermögenserklärung diese Silberpositionen nicht angegeben hätten. Für weitere Silberbestände nutzen Sie die Aufbewahrung zu Hause, im Garten oder bei sehr guten Freunden.

Aufschlussreiche Anekdote

In YouTube-Videos im Internet gibt es eine Reihe von Filmen, die Schließfach-Räuber bei Bankeinbrüchen zeigen. Die Räuber, zumeist mit schwarzen Masken, wandern dann immer mehrfach mit ihren Rucksäcken umher – natürlich außerhalb der üblichen Banköffnungszeiten.

Das Silber in Schließfächern ließen diese Räuber immer liegen. Im Nachbar-Schließfach gab es ja immer genügend leicht transportierbares Gold.

Anlageempfehlung: Meinen Kunden empfehle ich, möglichst in DM- und Euro-Silbermünzen zu investieren. Hierzu finden Sie Details im Anhang dieses Buches.

Hinweis

Beachten Sie bitte den interessanten Exkurs
auf den Seiten 130 und 131:
»Besondere Knappheit von Silber in der Zukunft«

12.

Zukunftsträchtige Anlageklassen im Hinblick auf die »Große Depression«

Zusammenfassend finden Sie hier die Gesamtübersicht für sehr gute und vertretbare Investments in verschiedene Anlageklassen. Ferner werden weitere Anlagemöglichkeiten kurz angesprochen.

Agrarland

- Äcker – leichtes Risiko einer Verstaatlichung
- Beteiligung an einem landwirtschaftlichen Betrieb – leichtes Risiko einer Verstaatlichung
- Obstwiesen
- Weinberg – zur Verpachtung
- Beteiligung an einem Winzerbetrieb
- Imkerei – zum Selbstbetreiben
- Fotovoltaikanlagen (Solarfeld) – leichtes Risiko einer Verstaatlichung
- Beteiligung an einem Unternehmen, das Solarfelder plant oder errichtet

Selbst genutzte Immobilie

Sie sollte kein hohes Investment in Bezug auf Ihr Gesamtvermögen sein. Investitionen am Haus, zum Beispiel eine neue Heizungsanlage und vor allem Sicherheitsmaßnahmen, sind empfehlenswert.

Silber

- bevorzugte Form in D-Mark- oder Euro-Münzen
- Silbermünzen des jeweiligen Landes, in dem Sie sich ein späteres Leben (Zweitwohnsitz) vorstellen können
- Philharmoniker-Unzenmünzen
- 100-Gramm-Barren
- Silberkunst
- Silberkonto bei einem deutschen Schmelzbetrieb – keinesfalls bei einer Bank. Das Investment sollte maximal 1 Prozent Ihres Vermögens betragen.

Zu Silber finden Sie weitere Detailinformationen in Anhang 6.

Historisches Gold

- historische Goldmünzen
- historische Taschenuhren
- Achten Sie bitte auf meine Warnhinweise.

Zu historischem Gold finden Sie weitere Detailinformationen in Anhang 5.

Darüber hinaus kommen eventuell infrage:

→ Diamanten der Spitzenklasse mit GIA-Zertifikat – nur für sehr reiche Anleger (maximal 1 bis 3 Prozent des Vermögens)
→ Wein, Whiskey, Cognac, Schnäpse für den Eigenbedarf
→ Zigaretten, Tabak, Kaffee und Tee für den Eigenbedarf
→ Alle Dinge, die »das Herz erfreuen«.
→ Bargeld – nur vorübergehend / sehr kurzfristig
→ Alle anderen Vermögensgegenstände, die künftig sehr dringend gebraucht werden.

12.1 Vermögensstreuung

Bei der Vermögensanlage ist es grundsätzlich empfehlenswert, eine Streuung innerhalb verschiedener Asset-Klassen anzustreben. Dies gilt vor allem, wenn der Anleger auf diese Weise künftigen Preisschwankungen der einzelnen Vermögenskategorien begegnen möchte.

Manche Anleger gehen auch nur gefühlsmäßig vor. Sie investieren in eine Vielzahl von Anlagegütern. Sie glauben, einige Positionen werden gut verlaufen, andere etwas schlechter.

Mit einem Mix hoffen sie, bei einem Totalausfall einer Kategorie würden die anderen Investitionen mögliche Verluste ausgleichen.

Die herkömmliche Vermögensstreuung soll in regelmäßigen Abständen kritisch hinterfragt werden. Betrachten wir noch einmal die Anlageempfehlungen der professionellen Vermögensverwalter sowie die der gängigen Crashberater:

a. Vermögensverwalter

Aktien	Anleihen	Gold	Bank	Immobilien	Sonstiges
25–60 %	0–50 %	0–10 %	0–25 %	0–30 %	0–39 %

Fazit

Die vier wichtigsten Anlageklassen sind Aktien,
Anleihen, Immobilien und Bank.
Eine Vermögensstreuung ist vorhanden.

b. Crashberater

Es liegen keine publizierten Statistiken vor.

- Zwei Berater setzen schwerpunktmäßig auf Aktien, teils mit spezieller Absicherung.
- Drei Berater empfehlen Aktien sowie Vermögensstreuung, zum Beispiel Immobilien, Edelmetalle, Waldbesitz, alte Weine, Kunst etc.
- Ein Berater empfiehlt schwerpunktmäßig Gold-Investments.

Fazit

Drei Berater raten zur Vermögensstreuung. Andererseits setzen zwei schwerpunktmäßig auf Aktien, einer auf Goldanlagen.

Blenden wir zur Erinnerung die Grundsätze des Autors ein, die zur Beurteilung der künftigen Werthaltigkeit einzelner Vermögensklassen herangezogen werden:

»Ich beleuchte das zu erwartende Preisverhalten der Vermögensklassen während Zeiten einer zukünftigen ›Großen Depression‹. Es ist eine komplett andere Betrachtungsweise. Sie kommt zu anderen Ergebnissen – im Vergleich mit der Preisentwicklung in Zeiten des (heutigen) ›Wirtschaftsaufschwungs‹. Die Überzeugung einiger Investoren, mögliche kommende Verluste mit extremer Geduld jahrzehntelang aussitzen zu können, ist zu optimistisch. In schlechten Zeiten können dann die dringend benötigten liquiden Mittel fehlen, die zum (Über-)Leben benötigt werden. Notverkäufe zu geringen Werten sind dann nicht selten.«

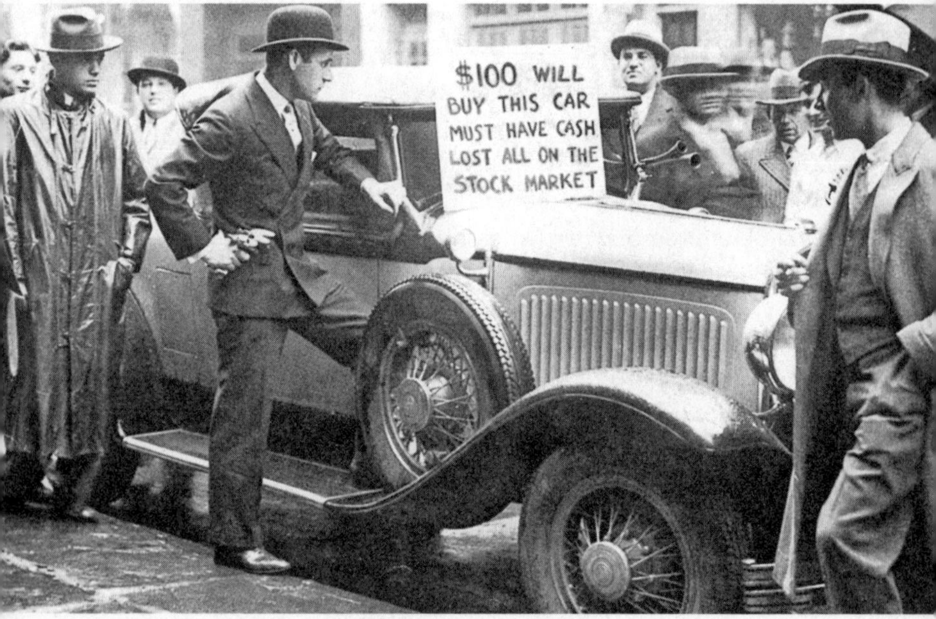
$100 WILL
BUY THIS CAR
MUST HAVE CASH
LOST ALL ON THE
STOCK MARKET

1933, New York. Nach dem Börsencrash musste ein Aktienanleger seinen wertvollen Rolls Royce für den sehr geringen Preis von 100 US-Dollar verkaufen. Er brauchte dringend Geld zum Überleben.
© Science History Images / Alamy Stock Foto

12.2 Beurteilung der Anlageempfehlungen

Vermögensberater: Die Vermögensklassen Aktien, Anleihen und Bank sind in einer »Großen Depression« hochgradig gefährdet. Vermietete Immobilien sind im Hinblick auf einen Preisverfall und den kommenden Lastenausgleich ebenfalls als sehr kritisch zu betrachten.

Crashberater: Zwei Berater mit Aktienschwerpunkten agieren mit hochgradig gefährdeten Anlageklassen. Drei Berater erteilen Streuungsempfehlungen mit Beimischungen von Aktien und Vermietungsimmobilien, was als sehr riskant zu bewerten ist; Kunst und alte Weine wird in einer Weltwirtschaftskrise ebenfalls niemand nachfragen; Verluste sind vorhersehbar. Ein Berater empfiehlt Gold: Dies dürfte für deutsche Kunden im Falle eines Goldverbots ebenfalls unangenehm enden.

Resümee

Während Vermögensstreuung in früheren Zeiten bis heute seine absolute Berechtigung hatte, gilt dies für die Zukunft nur noch eingeschränkt. Die Einschränkung ist berechtigt, sofern die Streuung wie bisher mit künftig gefährdeten Vermögensklassen vorgenommen wird.

Im Klartext: Diversifikation in Aktien, Anleihen, Bankguthaben und Vermietungsimmobilien ist brandgefährlich. Hohe Vermögensverluste sind bei Investitionen in diesen Bereichen zu erwarten. Hier hilft eine Vermögensstreuung überhaupt nicht. Diejenigen Leser, die meine Einschätzungen für zu negativ halten, sollten wenigstens ihre Investments kritisch überdenken.

Eine Verteilung auf verschiedene Vermögensklassen ergibt sehr viel Sinn, sofern diese die obigen Ausführungen über »Zukunftsträchtige Anlageklassen« berücksichtigen. Allerdings sind viele herkömmliche Vermögensstreuungen einer großen Anzahl von Anlegern nur Investments in künftig wenig werthaltige Vermögensklassen.

Exkurs

Exemplarische Vermögensstreuung eines Kunden mit Blick auf die Zukunftsereignisse

Details zum Kunden:

Pensionär mit einem mittleren, überschaubaren Vermögen. Verheiratet, zwei Kinder. Der Kunde wurde von mir über einen langen Zeitraum bei den Vermögensumschichtungen begleitet.

Anlageklassen	% vom Vermögen	Anmerkungen
Immobilien	0%	Vermietete Wohnung verkauft
Lebensversicherungen	0%	Lebensversicherungen aufgelöst
Oldtimer	0%	Oldtimer verkauft
Antiquitäten	10%	Als Wohnungsdekoration eingestuft
Kunst	5%	Als Wohnungsdekoration eingestuft
Uhrensammlung	10%	Als Hobby betrachtet
Silbermünzen: in D-Mark	35%	Strategische Absicherung
Reichsmark, Mark	5%	Streuung in Silber
Andere Silbermünzen	10%	Streuung in historische Währungen
Historisches Gold	20%	Strategische Absicherung / Streuung

Der Kunde betrachtet die Vermögenspositionen Antiquitäten, Kunst und Uhren als schöne Accessoires, an denen er viel Freude hat. Für die nächsten Jahre erachtet er deren künftigen Wert gegen null gehend. Aus der Sicht des Kunden sind diese Positionen kein künftiges Vermögen mehr – für seine Kinder möglicherweise in einigen Jahrzehnten.

(Ein kleinerer Bargeldbetrag im Bankschließfach wurde hier nicht angesetzt.)

Hingegen betrachtet er sein Vermögen mit Blick auf die Zukunft wie folgt:

Anlageklassen gewichtet	% vom Vermögen heute	% vom Vermögen künftig
Silbermünzen	**50 %**	**67 %**
Historisches Gold	**25 %**	**33 %**

Resümee

Über die vergangenen Jahre hinweg hat sich dieser Kunde von »gefährdeten Anlageklassen« komplett getrennt. Der Anleger hat seinem Wunsch und seinen Vorlieben entsprechend eine Vermögensstreuung beibehalten. Aus seiner Sichtweise erachtet er nur die Anlageklassen Silbermünzen und historisches Gold für zukunftsträchtig (ökonomischer Wert).

In andere von mir als positiv bewertete Vermögensklassen hat er wegen seines Alters nicht investiert.

13.

Brandbeschleuniger Vermögensabgaben bei einhergehendem Preisverfall

Die beiden Beispiele aus dem obigen Kapitel zum Lastenausgleich sollen nochmals in Erinnerung gerufen werden:

Beispiel 1

Immobilie (Mehrfamilienhaus vermietet/schuldenfrei)

Stichtagswert:	**1 000 000 Euro**
Lastenausgleich:	**500 000 Euro** (50 % des Marktwerts)
Restwert 1:	**500 000 Euro**
Preisverfall:	**500 000 Euro** (50 %) Griechenland derzeit -70 % Preisverfall
Restwert 2:	**0 Euro**

Nach der Währungsreform von 1923 fielen die Immobilienpreise um circa 70 bis 80 Prozent (ersichtlich in der Grafik Grundstückspreise der Stadt Köln in Kapitel 9.2). Die Hauseigentümer von Mietshäusern versuchten damals verzweifelt, ihre Immobilien zu verkaufen – doch kaum jemand konnte oder wollte kaufen. Zudem durften die verarmten, nicht zahlenden Mieter weiterhin mietfrei wohnen (unkündbar per Gesetz).

Beispiel 2

Oldtimer

Stichtagswert:	**100 000 Euro**
Lastenausgleich:	**50 000 Euro** (50 % des Marktwerts)
Restwert 1:	**50 000 Euro**
Preisverfall:	**80 000 Euro** (80 % des Marktwerts)
Restwert 2:	**-30 000 Euro** (Schulden)

Diese beiden Beispiele verdeutlichen die Risiken gefährdeter Vermögensklassen vor dem Hintergrund eines möglichen Lastenausgleichs.

Problematik

Ein Lastenausgleichsgesetz, wie immer es künftig auch heißen mag, bestimmt einen Zeitpunkt zur Festsetzung des »Bemessungswertes«. In der Vergangenheit (20. Jahrhundert) wurde immer das Datum der Einführung der Währungsreform festgelegt. Während der Zeit von 1948 (Beschluss der Währungsreform) bis 1952 (Erlass des Lastenausgleichsgesetzes) blieben die wirtschaftlichen Vermögenswerte gleichbleibend auf einem sehr niedrigen Niveau – verglichen mit den sehr hohen Preisen von heute.

Das wird beim kommenden Lastenausgleich komplett anders sein. Heute befinden sich die Sachwerte preislich auf einem spekulativen historischen Hoch. Zwei Beispiele vom Immobilienmarkt: Seit 1975 vervierfachten sich die Immobilienpreise in München (Eigentumswohnungen / Erstbezug).[38] Seit 1975 erhöhten sich deutschlandweit die Preise für Eigentumswohnungen (Neubauten) um das Dreieinhalbfache.[39]

Als Realist muss man erkennen, dass die Sachwertpreise – hier besonders im Immobilienbereich – ein erhebliches Potenzial für einen Preisrückgang haben. Das gleiche Modell könnten Sie für die Oldtimer- oder Aktienpreise anwenden.

Was bedeutet dies für einen künftigen Lastenausgleich?

Ein Lastenausgleich wird nach einem finalen Crashfall durchgeführt. In depressiven Zeiten sind sinkende Preise für Vermögensgüter immer die Regel. Das Problem verschärft sich, wenn erst nach dem Zeitpunkt der Währungsreform beziehungsweise des Lastenausgleichs die Preise der Vermögensgüter verfallen.

Das Ergebnis können Sie an den obigen Beispielen erkennen:

Beispiel 1 **Immobilie**

Nach dem Preisverfall entspricht der Vermögenswert der Immobilie der Höhe der Lastenausgleichsabgabe für die Immobilie. Das einstige Vermögen hat sich dann »in Luft aufgelöst«.

Beispiel 2 **Oldtimer**

Der Preisverfall in dieser Vermögensklasse ist enorm. Der künftige Wert des Oldtimers liegt dann unter dem angesetzten Wert des Lastenausgleichsbetrages. Dies bedeutet, die Schulden gegenüber dem Staat sind höher als der verbleibende Vermögenswert. Im Lastenausgleichsgesetz von 1952 war die Lastenausgleichsabgabe eine persönliche Schuld. Diese war nicht an die jeweilig zugrunde gelegten Vermögensgüter gekoppelt.

Wir können nur hoffen, dass der Staat dann zu einem späteren Zeitpunkt einlenkt und für die vielen Fälle des Vermögensverfalls vernünftige Härteausgleichsregelungen erlassen wird.

Wichtig

Achten Sie auf Ihre künftige Struktur der Vermögensanlageklassen. Sie sollten möglichst in Werten engagiert sein, die eine positive Wertentwicklung versprechen beziehungsweise nicht von künftigen Verlusten betroffen sein werden. Es wird künftig hilfreich sein, wenn Sie Vermögensgüter besitzen, die auch in sehr schlechten Zeiten unbedingt notwendig sind.

14.

Brisanz der künftigen Vermögenserklärung

Durch das LAG von 1952 waren alle Bürger in Deutschland verpflichtet, gegenüber dem Finanzamt eine Vermögenserklärung abzugeben. Diese beinhaltete entweder die konkrete Vermögensaufstellung oder die einfache Erklärung eines Vermögens von unter 5000 D-Mark.

Die letzten Vermögenserklärungen wurden in Deutschland im Jahr 1996 im Rahmen der früheren Vermögenssteuer abgegeben. Seit 1997 ist die Vermögensteuer ausgesetzt – aber immer noch gültig.

Bedenken Sie bitte bei den folgenden Ausführungen, dass die Finanzämter in Deutschland seit 23 Jahren keine Erfahrungen mehr in der Handhabung von Vermögenserklärungen haben. Zudem sind die Finanzämter heute eher personell unterbesetzt.

Mit dem künftigen LAG werden alle erwachsenen Bürger Deutschlands eine Vermögenserklärung abgeben müssen. Die Finanzverwaltung wird dies über viele Jahre nicht ansatzweise bewältigen können. Mithilfe eines guten Steuerberaters werden Sie sicherlich die Abgabe einer solchen Vermögenserklärung auf einen Zeitpunkt verschieben können, zu dem künftig ein wenig Klarheit über die Wertentwicklung der Vermögensanlageklassen herrschen wird.

Sie könnten auch, was bisher zulässig ist, eine »Teil-Steuererklärung« abgeben.

Künftig werden sicherlich chaotische Verhältnisse bezüglich verschiedener Güterpreise herrschen – nicht bei Aktiendepots: Dort gilt der Depotauszug der Bank zum Stichtag des Lastenausgleichs. Über künftige Preise lässt sich mit dem Finanzamt sicher diskutieren. Möglicherweise werden sich dann auch Lösungen ergeben, mit niedrigeren Vermögenspreisen umzugehen.

Orientierungshilfe

Die Finanzämter könnten sich künftig bei der bevorzugten sofortigen Bearbeitung von Vermögenserklärungen zunächst an die »Vielverdiener« halten. Im Jahr 2005 führte Deutschland die sogenannte Reichensteuer ein. Die sogenannten Vielverdiener zahlen einen Einkommensteueraufschlag von 3 Prozent. Die Einkommensgrenzen liegen bei einem zu versteuernden Einkommen von 250 731 Euro für Alleinstehende und von 501 462 Euro für Verheiratete. Diese Gruppe von Vielverdienern unterliegt auch einer ganz speziellen Behandlung durch das Finanzamt. Mir ist ein Fall bekannt, wo ein Vielverdiener gegenüber dem Finanzamt sämtliche Privatausgaben im Detail erklären musste – hinter jedem Zahlungseingang auf dem Privatkonto unterstellte das Finanzamt zunächst eine nicht versteuerte Einnahme.

Mit dem LAG von 1952 wurde gleichzeitig auch eine Vermögensteuer (1 Prozent) eingeführt. Dies wird wohl künftig auch wieder der Fall sein – falls die Vermögenssteuer nicht schon vorher eingeführt werden wird.

Exkurs

Volle Spekulationssteuer auf alle künftigen Vermögenszuwächse

Bisher haben wir in Deutschland eine sehr bürgerfreundliche steuerliche Gestaltung:

Alle Vermögenszuwächse sind regelmäßig steuerfrei, sofern ein Gegenstand mindestens 12 Monate in Ihrem Besitz ist; Ausnahme: Immobilien, hier gilt im Allgemeinen eine Frist von 10 Jahren.

Nach meiner Einschätzung wird diese günstige Regelung für die Bürger künftig nicht mehr gelten. Das bedeutet, Sie werden in Zukunft die volle Einkommensteuer auf alle Vermögensgewinne bezahlen müssen. Dann wird eine künftig abzugebende Vermögenserklärung die Basis für die Vermögenswerte sein. Dies wird Sie nur betreffen, falls Sie in Vermögenswerten engagiert sind, die in Zukunft ihren Wert behalten oder gar erhöhen werden. Dies müssen Sie unbedingt in Ihrer später abzugebenden Vermögenserklärung berücksichtigen. Nicht abgeführte Steuern auf Veräußerungsgewinne waren zu DDR-Zeiten für die Bürger verhängnisvoll: Betroffene Bürger wurden wegen solcher Vergehen ins Gefängnis gesteckt, und das Vermögen wurde konfisziert.

14.1 Die wenigsten werden volle Lastenausgleichsabgaben künftig zahlen können

Werfen wir noch einmal einen Blick auf die künftige weltwirtschaftliche Situation während einer Weltwirtschaftskrise:

- Börsencrash – drastisch reduzierte Aktienpreise
- Schuldenschnitte bei den Banken, großen Schuldnern, Staaten
- Depressive Wirtschaftszeiten – wahrscheinlich sogar »Große Depression«
- Weltweite Deflation
- Preisverfall bei den Immobilien

- Eine größere Anzahl an Mietern kann keine Mietzahlungen mehr leisten
- Währungsreform
- Lastenausgleichsabgaben der Bürger und Firmen
- Goldverbot wahrscheinlich
- Arbeitnehmer und Unternehmer verdienen deutlich weniger
- Höhere Steuersätze für besserverdienende Arbeitnehmer
- Stark reduzierte Rentenzahlungen – möglicherweise nur noch eine Grundrente
- »Cash ist King« – aber in wesentlichen Teilen nicht mehr vorhanden

Woraus sollen nun die Bürger und Firmen die Lastenausgleichsabgaben bestreiten? Der kommende Lastenausgleich trifft uns bei einem Niveau hoher Vermögenspreise und in einer wirtschaftlich absteigenden Phase. Im Vergleich hierzu 1948: Die Vermögenspreise waren kriegsbedingt sehr niedrig; es folgte dann ein starker Wirtschaftsaufschwung in den 1950er-Jahren und in den darauffolgenden Jahren.

Die Erwartung, künftige Lastenausgleichsabgaben aus hohen Mieten, Dividenden, Renten und Nettogehältern zahlen zu können, dürfte wohl eher eine schöne Illusion sein.

Fazit

Nur die allerwenigsten Bürger und Firmen werden künftig in den ersten Jahren ihre Lastenausgleichsabgaben begleichen können. Dies wird aber auch dann kaum der Fall sein, wenn sie in positiven Vermögensklassen engagiert sind – die Erlöse hieraus werden sie eher für den Lebensunterhalt benötigen.

Vorausschauend kann ich nur empfehlen, dies gelassen zu sehen. Es wird ja fast allen Vermögenden so ergehen. Sollte der Staat beziehungsweise das Finanzamt versuchen, in all diesen Fällen Vermögensvollstreckungen durchzuführen, würde es Tumulte in der Bevölkerung geben. Es ist heute nicht zu erwarten, dass der Staat die Vermögen größerer Bevölkerungsteile verstaatlichen wird, nur weil die Lastenausgleichsabgaben vieler Bürger säumig sein werden. In späteren Jahren – nach einer wirtschaftlichen Erholung – können wir dann die Lastenausgleichszahlungen vornehmen.

15.

Vorbereitung Firmen

Im Laufe der Jahre meiner Beratungstätigkeit habe ich einer Reihe von mittelständischen Unternehmen bei der Vorbereitung für die kommenden schweren Jahre geholfen.

Es sind sehr unterschiedliche, individuelle und teilweise sehr komplexe Vorbereitungen zu treffen. Branchenabhängig sind die gestalterischen Maßnahmen sehr vielfältig.

In dieser Ausführung können nur wenige wichtige Punkte angesprochen werden, die allen Unternehmen beziehungsweise Branchen gleich sind.

15.1 Forderungsmanagement

Forderungen aus Lieferungen und Leistungen sind in rezessiven oder depressiven Zeiten besonders vom Ausfall gefährdet. Kommen zu starken Umsatzrückgängen noch hohe Forderungsausfälle hinzu, ist jedes Unternehmen in seiner Existenz gefährdet.

Je nach Kundenstruktur ergeben sich hier zwei Möglichkeiten:

Factoring

Der Verkauf von Forderungen an ein Finanzierungsinstitut sollte erwogen werden. Die hierdurch geschaffene Liquidität ermöglicht es Ihnen, Bankkredite in gleicher Höhe zurückzuführen.

Achten Sie darauf, dass es sich um ein sogenanntes »echtes Factoring« handelt: Die Forderungen werden an ein Finanzierungsinstitut verkauft. Beim »unechten Factoring« gewährt eine Bank oder Factoringgesellschaft ein Darlehen; die Forderungen werden als Sicherheit des Instituts genutzt.

Anbieten von hohen Skonti

Bieten Sie vergleichsweise hohe Skonti gegen Zahlung innerhalb von 3 Tagen an. So reduzieren Sie Ihre Außenstände erheblich.

Bankverbindungen

Sparkassen sowie Volks- und Raiffeisenbanken sind regelmäßig gute Hausbanken. Die internationalen Großbanken sind eher krisenanfällig und stehen dem Kunden in schwierigen Zeiten mitunter nicht immer in der erhofften Weise zur Seite.

15.2 Nicht betriebsnotwendige Aktiva

In guten oder noch geordneten wirtschaftlichen Verhältnissen können Sie nicht benötigte Vermögensgegenstände noch verkaufen, wenn auch mit Abschlägen. In depressiven Zeiten wären die Preisabschläge beim Verkauf solcher Betriebsmittel deutlich höher – möglicherweise ließen sie sich gar nicht mehr veräußern.

15.3 Vorratsvermögen

In Krisenzeiten sollte das Vorratsvermögen knapp sein. Überschüssige Waren verkaufen sich dann nur noch mit erheblichen Abschlägen. Sollte das Vorratsvermögen hingegen aus Waren bestehen, die künftig knapp sein werden, wären größere Vorräte angebracht.

Bitte lesen Sie hierzu das Kapitel »Das künftige Denken in Devisen«.

15.3.1 Rohstoffe

Die Ausführungen zum Vorratsvermögen sind prinzipiell auch hier anwendbar.

Sollten Sie jedoch wichtige Rohstoffe aus dem Ausland benötigen, müssen Sie abwägen:

Lässt sich das Endprodukt auch in der Krise gut verkaufen? Dann sollten Sie Rohstoffe aus dem Ausland bevorraten. Einerseits werden künftige Importzölle das Produkt verteuern. Andererseits können Lieferketten abbrechen. Dies zeigte sich auf drastische Weise in der Corona-Krise.

15.4 Produktion im Ausland

Analysieren Sie bitte, ob Ihre Endprodukte künftig in der Krise im Markt gebraucht werden beziehungsweise ob sich diese dann noch gut verkaufen lassen. Überprüfen Sie, ob der Standort beziehungsweise das Land in einer Depression noch handlungsfähig sein wird. Kalkulieren Sie bitte, ob Ihr Produkt künftig konkurrenzfähig sein wird, falls Sie für die Einfuhr der im Ausland vorgefertigten Waren hohe Importzölle begleichen müssen. Treffen Sie gegebenenfalls Vorbereitungen, einen Produktionsstandort hier im Inland neu aufzubauen.

15.5 Branchenanalyse

Betrachten Sie kritisch die Krisenresistenz Ihrer Branche in Zeiten einer wirtschaftlichen Depression. Sie könnten gegebenenfalls in ein branchenähnliches Gebiet diversifizieren. So habe ich zum Beispiel einem Kunden (Großbetrieb für Elektro- und Klimainstallationen) empfohlen, sich eine Expertise und Beziehungen zur Solarindustrie aufzubauen. Künftig könnte dieses Unternehmen dann Solarfelder errichten.

15.6 Kapazitätserweiterungen / Investitionen

Analysieren Sie bitte kritisch die künftige Absatz- und Umsatzsituation im Hinblick auf eine kommende Depression. Stellen Sie gegebenenfalls Investitionen zurück. Ebenso sollten Sie derzeit möglichst keine neuen Bürogebäude, Hallen oder ähnliche Gebäude planen. Künftig wird es reichlich Immobilienleerstände geben. In einer Depression könnten Sie dann günstig mieten oder kaufen.

Wie eingangs erwähnt, habe ich die einzelnen Themenkreise nur kursorisch angesprochen. Es sind aber die Bereiche, mit denen sich jeder Unternehmer im Hinblick auf die unsichere Zukunft auseinandersetzen sollte. Weitere Hinweise für Firmeninhaber finden Sie in dem sehr guten Buch *Der große Crash-Ratgeber* – Inhaltsangabe zum Buch im Anhang.

16.

Das künftige Denken in Devisen

Die künftigen politischen Verhältnisse, die wir in einer kommenden »Großen Depression« haben werden, lassen sich nicht vorhersagen. Dennoch sind zumindest einige volkswirtschaftliche Szenarien bereits abzusehen.

Heute ist Deutschland eine sehr erfolgreiche Volkswirtschaft. Hohe Exportüberschüsse erlauben es uns, jegliche Arten von im Ausland gefertigten Gütern einzuführen.

Dank der folgenden Schlüsselindustrien erwirtschaftet Deutschland hohe Exportüberschüsse:

- Automobilindustrie
- Maschinenbau
- Chemieindustrie
- Pharmazeutische Industrie

In depressiven Zeiten wird aufgrund internationalen Geldmangels die Nachfrage nach deutschen Exportgütern für einige Jahre nahezu komplett zusammenbrechen. Und das bedeutet:

→ Maschinen und Chemieprodukte werden aufgrund eines stark geschrumpften Weltproduktionsvolumens wenig nachgefragt werden.

- → Für Autos und pharmazeutische Produkte wird vielen internationalen Nachfragern für die kommenden Jahre das notwendige Geld fehlen.
- → In depressiven Wirtschaftszeiten neigen alle Länder zum Schutze der eigenen Wirtschaft dazu, Importbeschränkungen einzuführen, zum Beispiel durch hohe Importzölle. Staaten führen in solchen Zeiten aber auch Importbeschränkungen ein, um ihre Außenhandelsbilanz ausgeglichen zu halten.

Fazit

Deutschland wird künftig, nach dem finalen Crash, über viele Jahre nur sehr geringe Exporterlöse zur Verfügung haben. Die Menge an Devisen, die Deutschland künftig zur Verfügung stehen, wird über viele Jahre sehr knapp sein. Andererseits benötigt Deutschland lebensnotwendige Güter, vor allem aus dem Energiebereich: Öl, Gas und Kohle. Auch diverse Lebensmittel müssen unbedingt eingeführt werden.

Im Jahr 2017 führte Deutschland Primärenergien (im wesentlichen Öl und Gas) in Höhe von 60,8 Milliarden Euro ein.[40]

Diesen Importen wird die künftige Regierung den Vorzug geben.

Diese dringend notwendigen Primärenergien sowie lebensnotwendigen Lebensmittel müssen künftig mit Devisen (fremden Währungen) beglichen werden. Deutschland und seine Bevölkerung werden gezwungen werden, für eine gewisse Anzahl an Jahren in Devisenkategorien zu denken.

16.1 Das Denken in Devisen zu DDR-Zeiten

Die DDR war ein Staat mit einer nahezu geschlossenen Volkswirtschaft. Einen begrenzten Warenaustausch gab es nur mit den damaligen Ländern des Ostblocks. Die damalige UdSSR war auch der Hauptlieferant für Öl und Gas. Ein Warenhandel mit dem »Westen« war in den ersten Jahrzehnten praktisch nicht vorhanden. Deshalb konnten die Ostdeutschen im Prinzip auch keine Westwaren kaufen. Westdeutsche Autos, Computer, Kaffee oder Bananen waren für die damaligen Ostbürger unerschwinglich. In seltenen Fällen erhielten Ostdeutsche D-Mark-Devisen von ihren Verwandten aus Westdeutschland. Mit diesem Geld konnten die Bürger dann in Devisenläden (Intershops) begehrte Westwaren erstehen. Für den DDR-Staat sowie seine Bürger war das Denken in Devisen ein alltäglicher Lebensumstand.

Das Tauschen von Waren oder anderen Gegenständen war Bestandteil des täglichen Lebens. Einige Ostdeutsche hatten noch im Dritten Reich Silbermünzen gehortet. Der Besitz dieser Münzen war später auch in der DDR legal – das Goldverbot hingegen wurde von der ostdeutschen Regierung mit aller Härte durchgesetzt.

Diese 2- und 5-Reichsmark-Stücke in Silber waren bei den Bürgern sehr beliebt. Man konnte fast alles Begehrliche dagegen eintauschen. Mehr noch: Diese Silbermünzen kaufte sogar die ostdeutsche Reichsbank offiziell an. Für 7 dieser 5-Reichsmark-Stücke zahlte die Zentralbank einen Betrag in Höhe eines kompletten Monatslohns eines ostdeutschen Arbeiters.

Grund: Silber wurde in der DDR gebraucht. Es gab keine Silberförderung im eigenen Land. Daher musste Silber gegen Devisen eingeführt werden. Silbermünzen waren daher auch für die DDR sehr wertvoll. Ostdeutschland hatte ja kaum Devisen.

Exkurs

Besondere Knappheit von Silber in der Zukunft

Zwei Gesichtspunkte in Bezug auf das künftige Denken in Devisen sollen hier beleuchtet werden:

- der Silberverbrauch der Solarindustrie,
- der erwähnte Ankauf von Silber durch die ostdeutsche Reichsbank als künftiges Modell.

Im Kapitel 11 »Silber – das bessere Gold« habe ich die Solarindustrie als aussichtsreiche Branche in der Zeit nach dem Crash dargestellt. Auch stellte ich fest, dass ohne Silber in der Solarbranche nichts läuft. Es folgen nun die Fakten zur Verwendung von Silber für die Herstellung von Solarpanels.

→ 2017 verbrauchte die Solarindustrie weltweit 2926 Tonnen Silber – Quelle: Anlagegold.de vom 8. Januar 2019.[41]

→ 2019 lag der Silberverbrauch bereits bei 3097 Tonnen – dies entsprach etwa 11,5 Prozent der gesamten Silberförderung weltweit. Quelle: Cash-Online.de vom 3. Februar 2020.[42]

- Umweltdialog.de zitierte am 6. Mai 2019 aus einer Studie der University of Kent, dass ein Solarmodul durchschnittlich 20 Gramm Silber enthält.[43]
- Einen guten Überblick über die 400 größten Solaranlagen Deutschlands erhalten Sie auf der Website von Solar-Prinz.[44] Die drei größten Solarfelder Deutschlands beinhalten jeweils 560 000 Solarmodule. In jeder einzelnen Anlage wurden 11 200 Kilogramm Silber verarbeitet.
- Jetzt können Sie erahnen, welche positiven Aussichten Silber für private Investoren allein durch die Verwendung dieses Edelmetalls in der Solarindustrie hat.

Gehen Sie einen Schritt weiter in die kommenden schwierigen Jahre: Die silberverarbeitende Industrie muss dann jedes Kilo Silber mit künftig weniger vorhandenen Devisen aus dem Ausland einführen. Es ist sehr gut vorstellbar, dass Silber dann wegen seiner künftigen Knappheit wieder von staatlichen Organisationen oder der Zentralbank offiziell angekauft wird.

Empfehlung

Befassen Sie sich bereits heute mit der Sichtweise »Denken in Devisen«. Aufgrund künftig wegfallender Exporte werden bestimmte Waren und Güter auf Jahre hinweg nur schwer oder kaum erhältlich sein.

Für sich sollten Sie analysieren, welche Güter, Waren oder Lebensmittel Sie heute beziehen, die ihren Ursprung im Ausland haben. So könnten beispielsweise die Neubeschaffung eines Computers oder die Bevorratung ausländischer Lebensmittel (Kaffee, Tee) ein gutes Investment sein.

Westdeutschen Lesern empfehle ich, sich zur Orientierung mit dem »Denken in Devisen zu DDR-Zeiten« auseinanderzusetzen.

17.

Auswanderung als Ausweg?

Einige meiner Kunden sprechen mich immer mal wieder auf das Thema »Auswanderung« an.

Es ist sehr genau zu überlegen, ob man seine deutsche Heimat aufzugeben bereit ist. Die kulturelle Verwurzelung der meisten Deutschen mit ihrer Heimat ist recht stark. Vor allem wirkt sich diese dann mit zunehmendem Alter aus. Im Laufe meines (wirtschaftlichen) Lebens habe ich eine Vielzahl von im Ausland lebenden Deutschen kennengelernt, die spätestens im Rentenalter wieder in ihre Heimat zurückkehrten.

Es ist verständlich, dass viele Menschen heute mit den politischen Verhältnissen in Deutschland unzufrieden sind. Es gibt mit Recht sehr viele Kritikpunkte an allen Ecken. Die Situation mit gewalttätigen oder militanten Migranten ist in den sogenannten No-go-Areas in der Tat bisweilen furchteinflößend.

Mit der Auswanderung liebäugelnde Menschen betrachten die fernen Länder immer etwas verklärt und berichten, wie »wunderbar« der Zustand dort angeblich ist. Das kann und wird sich aber künftig ebenfalls ändern. Die Rohstoffländer Australien und Kanada werden nach einem künftigen langfristigen Preisverfall von deren Bodenschätzen ganz anders dastehen – lange nicht mehr so positiv wie heute. Künftige Steuern und (Sonder-)Abgaben von Besitzenden dürften zu erwarten sein. Gleichzeitig ist auch von steigender Kriminalität auszugehen.

Für Südamerika-Liebhaber sind Panama und Paraguay interessant. Besonders im schönen Paraguay ist man außerordentlich deutschfreundlich. Ich selbst habe viele Länder Südamerikas kennengelernt. Allerdings kommen Sie dort nur zurecht, wenn Sie über fundierte Spanischkenntnisse verfügen. Google-Übersetzungen sind kein taugliches Instrument für den Alltag. Lernen Sie also rechtzeitig Spanisch, wenn Sie mit dem Gedanken spielen, nach Südamerika auszuwandern.

Seien Sie sich ferner darüber im Klaren, dass in wirtschaftlich schwierigen Zeiten die Kriminalität drastisch ansteigen kann. Oft geht dann diese eskalierende Gewalt von anderen Immigranten aus Südamerika aus. Als Deutscher fallen Sie den Kriminellen in diesen Ländern schon von Weitem auf. Dazu müssen Sie nicht einmal blond sein …

Eine weitgehende Rechtssicherheit, wie sie in Deutschland zumindest derzeit noch herrscht, finden Sie in vielen Ländern Südamerikas oder anderen Drittländern kaum. Sie werden sich der Korruption oder dem »Verlangen nach Schutzgeldern« selten entziehen können. In der Schweiz wiederum sind Deutsche oft ziemlich unbeliebte Einwanderer – fragen Sie einmal Deutsche, die länger in der Schweiz gelebt haben. Österreich ist unserer Kultur sehr ähnlich. Auch sind die meisten Österreicher sehr deutschfreundlich. Eine Auswanderung nach Österreich könnte durchaus positiv erachtet werden. Vor allem die ländlichen Gebiete sind wunderschön.

Im Falle einer Auswanderung sollten Sie immer bedenken: In allen anderen Ländern sind Sie Ausländer. Ihnen fehlen wahrscheinlich wirtschaftliche Kontakte. Hier in Deutschland finden Sie leicht Rechtsbeihilfe bei gravierenden Problemen. Auch ist in unserem Land die medizinische Versorgung recht gut. Bedenken Sie außerdem: In Deutschland bleiben Sie immer begrenzt steuerpflichtig, sofern Sie hier eine Immobilie besitzen.

Falls Ihnen Ihr derzeitiger Standort in Deutschland nicht zusagt, erwägen Sie einen Ortswechsel innerhalb des Landes. Es gibt in Deutschland viele wunderbare Gegenden, vor allem mit ländlichem Charakter.

18.

Hyperinflation oder Deflation?

Die Zeit vor dem finalen Crash

Dem Thema »Hyperinflation oder Deflation?« sollten Sie wegen der in beiden Fällen zu erwartenden Brisanz Ihre ganz besondere Aufmerksamkeit widmen. Verglichen mit den Folgen einer Deflation erscheinen die Inflationsgefahren eher gering. Das massivste Beispiel für eine Deflationsspirale lieferte die große Weltwirtschaftskrise von 1933.

Ebenso endet eine Hyperinflationen regelmäßig in einer massiven Depression. Dies erfuhr Deutschland im Jahre 1923. Peter Bernholz analysierte eine Vielzahl von Inflationsszenarien, vor allem auch 29 Hyperinflationen.[45] Der Autor beweist, dass sämtliche Hyperinflationen mit einem übermäßigen Haushaltsdefizit einhergingen, das im Wesentlichen durch Geldschöpfung finanziert worden sei. Nur 9 der 29 Hyperinflationen hätten erfolgreich beendet werden können. Seit Ende Mai 2020 – noch mitten in der Corona-Krise – verkünden einige Autoren und Ökonomen eine kommende Hyperinflation. Andere Autoren sehen Inflationsrisiken erst in weiter Zukunft.

Die folgenden Beispiele dienen als Überblick gegenwärtiger Meinungen – Stand Juli 2020

Torsten Groß, *KOPP-Report* vom 16. Mai 2020:[46]

US-Ökonom mit Insiderwissen warnt: »Hyperinflation wie in der Weimarer Republik«.

Das Szenario der Hyperinflation bedrohe nun die USA und den Rest der Welt, heißt es in diesem Beitrag. Ausgehend vom Platzen der Finanzblasen, der Ausuferung eines wirtschaftlichen Abschwungs sowie enormer Arbeitslosigkeit in den USA (Arbeitslosenquote wie 1929) würden die Notenbanken, voran die FED, alle vor der Insolvenz stehenden großen Unternehmen und Banken retten. Dies werde mit ungeheuerlichen Geldsummen geschehen. Dieses »neu gedruckte Geld« werde unweigerlich zu hohen Steigerungen der Konsumgüterpreise und vor allem der Vermögenspreise führen. Letztlich gerate die Inflation völlig außer Kontrolle.

Uwe Bergold sieht einen »Inflations-Tsunami« kommen. Er empfiehlt den Kauf von Gold und Goldaktien.

Kollabierende Welthandelsaktivität signalisiert kommende Weltwirtschaftskrise – publiziert auf *Goldseiten.de* am 3. Juni 2020. Aufgrund des weltweiten Corona-Shutdowns habe die Weltwirtschaft eine Vollbremsung vollzogen. Bergold bezeichnet dies bereits als Weltwirtschaftskrise.

Nach inoffiziellen Hochrechnungen von John Williams (ShadowStats) liege die Arbeitslosigkeit in den USA schon bei 35 Prozent – sogar 10 Prozent höher als die Arbeitslosenquote der Großen Depression von 1933. Enden würde diese historisch größte Weltwirtschaftskrise in der größten Gold- und Rohstoffblase aller Zeiten. Bergold bezeichnet diese von ihm künftig erwartete Entwicklung als kommende Hyperinflation – dies vor allem aufgrund des enormen Geldmengenwachstums.

Ralf Flierl und Ralph Malisch vom *Smart Investor* stellen in ihrer Coverstory vom Juni 2020 eine sehr interessante Variante der kommenden Ereignisse vor.[48]

Die Autoren beschreiben die gegenwärtigen Spekulationen sowie den Corona-Lockdown nach den Wirtschaftslehren der Österreichischen Schule. Durch die enormen Geldausweitungen der Zentralbanken werde es zu einem späteren Zeitpunkt zu ganz erheblichen Preissteigerungen kommen – dies parallel zu Bankrotten in der Industrie und einer Verarmung der Bevölkerung. Die Preissteigerungen werde es bei verschiedenen Vermögensklassen geben. Aber auch Konsumgüterpreise würden steigen. Jedoch fielen die Preise für langfristige Verbrauchsgüter (Autos, Möbel etc.) eher, und zwar wegen der wirtschaftlich bedingten Zurückhaltung der Konsumenten. In der Endphase folge eine Scheinblüte, die in einem exzessiven »Crack-up-Boom« ende. Dieser finale Boom dauere dann nur wenige Monate.

Die Autoren **Rabea Westarp und Stefan Schaaf (Capital)** erwarten künftig keine Hyperinflation.[49] Die Verbraucher würden von fallenden Preisen profitieren. Die Nachfrage würde sich aber nicht erhöhen, weshalb im Allgemeinen keine Preissteigerungen zu erwarten wären. Sofern sich aufgrund ausfallender Lieferketten die Produktion ins Inland verlagert, wären vereinzelt höhere Preise zu erwarten. Jedoch halten die Autoren diverse Firmenkonkurse für möglich, was letztlich zu einer Massenarbeitslosigkeit wie im Jahre 1930 führen könnte.

Angela Göpfert von *Börse.ARD.de* zitiert diverse Ökonomen, die eine Deflation bezüglich der Waren und Dienstleistungen erwarten.[50] Sie zitiert unter anderem den Ökonomen Peter Bernholz, der im Jahr 2003 in einer Analyse alle bekannten 29 Hyperinflationen dargestellt hat. Der Wirtschaftsgeschichte könne man entnehmen, dass allen Hyperinflationen hohe Haushaltsdefizite vorausgegangen seien, die durch Geldschöpfung finanziert waren.

Ob es nun zu einer Inflation oder Deflation komme, sei derzeit nicht absehbar. Es sei nicht zu ermessen, ob sich das Angebot oder die Nachfrage schneller erhole. Für den Fall der Rückverlagerung systemrelevanter Produktion ins Inland (wegen der während der Corona-Krise abgebrochenen Lieferketten) müssten wir mit höheren Inflationsraten rechnen.

Thomas Klemm und Dyrk Scherff (FAZ) übertiteln ihren Beitrag mit »Corona treibt die Preise«[51]. Sie untersuchen eine Reihe von Preiserhöhungen im Konsumentenbereich. Es gäbe eine Reihe von Preiserhöhungen im Lebensmittelsektor, vor allem dort, wo Lieferketten wegen des Corona-Lockdowns zusammengebrochen seien – aber auch in Fällen, in denen Erntehelfer fehlten. Ebenso berichten sie von Preiserhöhungen in der Gastronomie und im Dienstleistungsbereich. Dort würden die erhöhten Hygienekosten an die Kunden weitergegeben werden. Andererseits zeigen die Autoren Beispiele massiver Preissenkungen auf – in den Bereichen Bekleidung, Wohnutensilien und Möbel. Von einer starken Inflation oder gar Hyperinflation berichten sie hingegen nicht.

Thomas Fuster von der ***Neuen Zürcher Zeitung (NZZ)*** vergleicht die Corona-Situation mit der Finanzkrise von 2008.[52]

Zwar bräche die Nachfrage in diversen Konsumentenbereichen ein, jedoch flössen hohe Hilfsgelder in die Realwirtschaft. Für kurzfristig sinkende Preise spräche die Verunsicherung der Verbraucher. Inflationstreibende Lohnerhöhungen sieht der Autor nicht. Eine gewisse preistreibende Entwicklung könnte sich allerdings durch die Rückgängigmachung diverser Produktionsauslagerungen ergeben. Auf lange Sicht gäbe es durchaus Gründe, sich Sorgen über die Geldwertstabilität zu machen.

Das ***Handelsblatt*** vom 25. April 2020 berichtet im Rahmen der Corona-Krise, dass nach der Meinung von Ökonomen zunächst eine Inflation ausbleibe, und zwar ungeachtet gigantischer Staatsausgaben.[53]

Mittel- oder langfristig bestünden jedoch Inflationsrisiken. Hierzu stellvertretend:

> *»Mittelfristig sehe ich eine gewisse Gefahr, dass die Inflation nach oben gehen könnte, aber erst, wenn wir volkswirtschaftlich wieder auf dem Niveau sind, das wir vor der Krise hatten.«*

Das könnte nach Michels Einschätzung allerdings erst 2022/23 der Fall sein. Herr Michels ist Chefvolkswirt der BayernLB.

Die Autoren Max Hägler, Michael Kläsgen und Thomas Öchsner beschreiben in der ***Süddeutschen Zeitung*** zunächst die Misere des

Einzelhandels: Deutlich verringerte Umsätze, niedrigere Preise, Abwanderung in den Online-Handel und erhöhte Kosten setzten der Branche stark zu. Vor allem könnten dem Autohandel hohe Rabattschlachten bevorstehen. Im Lebensmittelhandel gäben die Supermärkte und Händler die erhöhten Kosten nur bedingt weiter – einige Konsumenten seien in den Online-Handel abgewandert.

Im Immobilienbereich seien rückläufige Angebote sowie ein reduziertes Preisniveau zu beobachten. Doch die Delle könne bald beendet sein, wenn die Wirtschaft wieder wachse. Empirica-Chef Rainer Braun rechne damit, dass sich die Preise im Jahre 2021 wieder stabilisieren oder sogar leicht steigen könnten. Erhöhte Inflations- oder Deflationsszenarien wurden in dem Beitrag nicht angesprochen.

Resümee 1

Die gesamte Mainstream-Presse negiert größere Deflations- oder Hyperinflationsrisiken. Allenfalls halten sie einige größere Inflationsrisiken in weiterer Zukunft für möglich.

Auch bestünde die Möglichkeit weiterer Firmenkonkurse.

Völlig ausgeblendet haben die hiesigen Medien ferner die Problematik der hohen Arbeitslosigkeit, die während und nach der Corona-Krise noch dank Kurzarbeit einigermaßen im Zaum gehalten werden konnte. Kurz- bis mittelfristig sei aber mit weiteren Entlassungswellen, vor allem beim Handel und in der Industrie, zu rechnen. Wohin die Reise gehen kann, zeigte der drastische Personalabbau bei Galeria Karstadt Kaufhof. Ganz besonders dramatisch ist die von Uwe Bergold angeführte Arbeitslosigkeit in den USA von 35 Prozent (inoffizielle Zahl) – während der Weltwirtschaftskrise 1929 waren es circa 25 Prozent. In diesen hohen Arbeitslosigkeitszahlen liegt ein ungeheuerlicher sozialer und wirtschaftlicher Zündstoff.

Diese arbeitslosen Menschen werden auch sicherlich ihre Konsumausgaben nicht erhöhen. Das Gegenteil wird der Fall sein: Viele Arbeitslose in Deutschland haben keine finanziellen Reserven, in den USA schon gar nicht.

Sobald das Vertrauen der Konsumenten durch einen tief greifenden Wirtschaftseinbruch erschüttert ist, reagieren diese mit Konsumverzicht, selbst wenn die Krise später zu Ende geht. Die Zukunftsangst der Bürger, vor allem der Arbeitslosen, führt zu einem »Angstsparen«. Auf jeden Fall werden diese Menschen größere Anschaffungen wie Autos oder Möbel für längere Zeit aufschieben. Im Fachjargon nennt man dies Attentismus. Diese Konsumverweigerung wird zu weiteren Umsatzeinbußen bei Industrie und Handel führen. Mit Entlassungen oder gar weiteren Firmeninsolvenzen ist zu rechnen. Auf jeden Fall ist mit einer zeitnahen Wirtschaftserholung weder in Deutschland noch in anderen Ländern zu rechnen. Vielmehr dürfte von einer Dauerkrise ausgegangen werden.

In diesem Szenario beleuchtet, wären die oben angeführten Szenarien von Groß, Bergholz, Flierl und Malesch eher unwahrscheinlich. Mutmaßen wir einmal, welche weiteren Handlungsmöglichkeiten die Zentralbanken und Staaten zur Bewältigung der jetzigen Corona-Krise gegebenenfalls noch zur Verfügung hätten.

Weitere geldpolitische Handlungsmöglichkeiten der Zentralbanken beziehungsweise des Staates

Vor allem der frühere EZB-Präsident Mario Draghi war bekannt für seine Äußerung: »Wir sind noch längst nicht am Ende unserer geldpolitischen Maßnahmen.«

Denkbare weitere Möglichkeiten der EZB beziehungsweise des Staates wären:

- Erhöhung der Minuszinsen bei Banken auf zum Beispiel 10 Prozent
- Begrenzung von Bargeldzahlungen auf zum Beispiel 1000 Euro
- Bargeldverbot beziehungsweise -einschränkung
- Bargeld-Sondersteuer

Nehmen wir diese möglichen Maßnahmen im Folgenden etwas genauer unter die Lupe:

Erhöhung von Minuszinsen auf Bankeinlagen

Mit der Begründung einer notwendigen Wirtschaftsbelebung könnte die EZB auf alle Kundeneinlagen bei den Banken eine Minusverzinsung von zum Beispiel 10 Prozent einführen.

Die meisten vermögenden Bürger würden dies nicht ohne Weiteres hinnehmen.

Ein geringerer Teil der Bankeinlagen würde wahrscheinlich tatsächlich für Anschaffung langlebiger Wirtschaftsgüter verwendet werden. Ein größerer Teil der Bankeinlagen würde jedoch in Aktien, Immobilien oder Edelmetalle fließen. Starke Preissprünge in diesen Anlagesegmenten wären die Folge. Zur Vermeidung von Investitionen in Edelmetalle müsste der Staat Edelmetallkäufe gesetzlich beschränken, beispielsweise auf 1000 Euro pro Monat oder pro Jahr. Selbstverständlich könnte dann auch ein Kauf von Edelmetallen mit Bargeld gänzlich untersagt werden.

Begrenzung von Bargeldzahlungen auf zum Beispiel 1000 Euro

Mit einer solchen Limitierung von Bargeldzahlungen würden der Staat und die EZB die Bargeldverwendung stark erschweren. Das Geldabheben zur Vermeidung von hohen Minuszinsen auf Bankeinlagen würde teilweise ins Leere laufen.

Bargeldsondersteuer

Bei Bargeldabhebungen oder Einzahlungen durch Privatpersonen könnten Sondersteuern von zum Beispiel jeweils 5 Prozent erhoben werden. Diese Sondersteuern wären dann von der Bank an die Bundesbank oder an das Finanzamt abzuführen. Diese Belastungen kämen der Höhe der Minuszinsen gleich. Für die Bürger gäbe es dann eine geringere Veranlassung, Bargeld zu horten, um den Minuszinsen zu entgehen. Finanzen.net berichtete schon am 13. Februar 2019 zu diesem Thema.[55]

Laut einer Studie des IWF könnte man die Geldmenge auch in zwei Parallelwährungen unterteilen – so der Vorschlag von Signe Ruchir Agarwal und Krogstrup. Zwischen der einen Währung (bestehend aus Bargeld) und der anderen (bestehend aus Sicht- und Spareinlagen) würde es einen Umtauschkurs geben. Bei einem Negativzins von -5 Prozent zum Beispiel würde dann Bargeld pro Jahr um eben jene 5 Prozent gegenüber den Einlagen abgewertet. Beide Parallelwährungen verlören also gleich viel an Wert. Fazit: Sofern die EZB deutlich höhere Minuszinsen festlegt, könnte das IWF-Modell durchaus eingeführt werden.

Resümee 2

Diese Ausführungen mögen Ihnen, verehrte Leserinnen und Leser, möglicherweise »abwegig« erscheinen. Doch Hand aufs Herz: Hätten Sie vor 5 Jahren geglaubt, dass wir einmal auf Bankeinlagen Minuszinsen bekommen – oder dass sich der deutsche Staat zu Minuszinsen finanzieren kann?

Wir sollten die früheren Aussagen Draghis nicht vergessen, es gäbe noch eine Reihe an finanzpolitischen Maßnahmen seitens der EZB. Die jetzige EZB-Präsidentin Christine Lagarde wird seine Ideen sicherlich fortsetzen oder gar um neue ergänzen.

Die ausgeführten möglichen Sondermaßnahmen würden allesamt dazu führen, dass größere Anlagebeträge von den Bankkonten abwandern, sei es für Anschaffungen, Aktien-, Immobilien- oder Edelmetallkäufe.

Sollten solche Maßnahmen seitens der EZB oder der Bundesregierung durchgesetzt werden, würden große Beträge vornehmlich in die Aktien- und Immobilienmärkte abwandern. In der Folge wären die oben von den Herren Groß, Bergold, Flierl und Malesch geschilderten Szenarien sehr wahrscheinlich. Besonders die Preise der Vermögensklassen Aktien und Immobilien würden »explodieren«. Die zu erwartenden Konsequenzen für die Weltwirtschaft wären am Ende fatal.

Flierl und Malesch beschreiben den Boom vor dem finalen Zusammenbruch als sogenannten »Crack-up-Boom«. Dessen exponentielle finale Phase sei dann nur noch eine Frage von einigen Monaten. Das Erkennen und Beobachten der »exponentiellen Phase« könnte uns einen wertvollen Hinweis für den künftigen Zeitpunkt eines Zusammenbruchs des Finanzsystems liefern.

19.

Prognose: Zeitpunkt Crasheintritt

In meinen folgenden Ausführungen gehe ich von einem »finalen Crash« aus. Es wird also nicht nur ein vorübergehender Wirtschaftseinbruch unterstellt. Um einen Zeitpunkt für den finalen Crash einzugrenzen, müssen wir uns zunächst über mögliche Krisenauslöser einen Überblick verschaffen – die berühmte Glaskugel zur Vorhersage ist uns allen nicht gegeben …

Mögliche Krisenauslöser

- Schwarze Schwäne
- Staatsbankrott(e)
- Bankencrash
- Immobiliencrash
- Börsencrash
- Corona I
- Corona II oder andere Pandemie

Die einzelnen Gefahrenherde hatte ich eingangs in Kapitel 2 »Aktuelle Gefahrenherde für die Weltwirtschaft« bereits aufgeführt. Gestatten Sie, dass ich den einen oder anderen Punkt noch etwas vertiefe:

19.1 Schwarze Schwäne

Zu solchen Ereignissen lassen sich prinzipiell keine Aussagen beziehungsweise Voraussagen tätigen – sie sind eben zu keiner Zeit erkennbar. Ein möglicher, flächendeckender Stromausfall für viele Tage oder Wochen wäre kein Ereignis im Sinne eines »Schwarzen Schwans«. Dennoch soll ein solcher intensiver Stromausfall kurz erwähnt werden. *Focus Money* berichtete bereits 2016 über die Gefahr eines flächendeckenden Stromausfalls als einer möglichen, nationalen Katastrophe.[56]

Ralf Bosen von der DW Akademie legte am 28. November 2018 überzeugend dar, dass ein flächendeckender Stromausfall nicht an den Grenzen einzelner Staaten haltmacht.[57] Bei einem solchen Großereignis stünden Teile Europas komplett still. Sollte eine derartige Katastrophe viele Tage oder Wochen andauern, wäre ein finaler Crash wohl nicht auszuschließen.

19.2 Staatsbankrott

Ein Bankrott eines westlichen oder asiatischen Kernlandes hätte die Qualität für eine Weltwirtschaftskrise. Die Auswirkungen auf die Banken, Anleger und Versicherungen wären fatal wegen riesiger Zahlungsausfälle. Jedoch könnten die Zentralbanken und supranationalen Organisationen solche Ereignisse noch durch weiteres »Gelddrucken« hinausschieben.

Die Wahrscheinlichkeit eines großen Staatsbankrotts vor einem finalen Crash ist daher nicht sehr groß.

19.3 Bankencrash

Bisher konnten große Bankencrashs abgewendet werden, ohne dass es zu einem Zusammenbruch des gesamten Finanzsystems gekommen ist. Bislang können wir noch nicht ermessen, welche genauen Risiken für die Banken durch die Corona-Krise entstehen werden. Vornehmlich dürfte es sich um zwei Risikoklassen handeln. Eine größere

Anzahl an Unternehmen aus Industrie und Handel dürfte erheblich angeschlagen sein. Die künftigen Quartalszahlen werden noch üble Überraschungen bringen – dies gilt es intensiv zu beobachten. Ebenso können bereits heute weltweit viele private Schuldner ihren Kreditverpflichtungen nicht mehr nachkommen.

Besonders dramatisch wird die private Kreditverschuldung in den USA zutage treten. Bei einer Arbeitslosenquote von offiziell 25 Prozent beziehungsweise von 35 Prozent (ShadowStats) brauen sich tiefschwarze Gewitterwolken für das US-Bankensystem zusammen. Die Amerikaner sind von jeher sehr hoch verschuldet, und zwar beispielsweise mit Konsumenten-, Auto-, Studenten-, Kreditkarten- und Immobilienkrediten – oftmals in einer Kombination aus mehreren Kreditarten. In den USA gibt es keine Sozialsysteme, welche die Not der Arbeitslosen abfedern, wie dies hier in Europa der Fall ist. Auch ist davon auszugehen, dass sich die amerikanische Wirtschaft in vielen Bereichen nicht in absehbarer Zeit erholen wird. Die Konsumentennachfrage wird aufgrund der hohen Arbeitslosigkeit schwach bleiben.

Die geschilderte Situation in den USA ist über die nächsten Wochen und Monate intensiv zu beobachten.

Ausgehend vom amerikanischen Bankensystem könnte es zu einem internationalen Bankencrash kommen.

Möglich wäre auch, dass die US-Bankenaufsicht diese Schuldenproblematik frühzeitig erkennt und zeitnah dementsprechende »Bad Banks« zur Auslagerung notleidender Kredite etabliert.

Die *Wirtschaftswoche* berichtete am 10. Juni 2020 über mögliche Pläne der EZB, neue »Bad Banks« im Kampf gegen die Corona-Wirtschaftsmisere gründen zu wollen.[58]

19.4 Immobiliencrash

In Deutschland, der Schweiz und in vielen internationalen Großstädten haben sich Immobilienblasen gebildet. Zurzeit ist aber nicht davon auszugehen, dass diese Blasen abrupt platzen werden. Im Gegenteil, die Immobilienpreise könnten wegen der unglaublichen Liquidität sogar noch etwas steigen.

19.5 Börsencrash

Entscheidend wird in den nächsten Monaten sein, wie der Markt die schlechten Quartalsergebnisse der Unternehmen aufnehmen wird. Ebenso wichtig ist, inwieweit sich die internationale Wirtschaft »etwas« erholen kann – die Aussichten hierfür sind nicht rosig.

Durchaus möglich wäre es, dass der Markt aufgrund der neu geschaffenen enormen Liquidität die schlechten Nachrichten ignorieren wird. Möglicherweise werden deshalb weitere Kurssteigerungen stattfinden. Dann wird allerdings die hochspekulative Phase bereits im Gange sein.

19.6 Corona I

In diesem Buch wird die medizinische Problematik der Corona-Pandemie bewusst ausgeklammert. Fakt ist, dass sich die Politiker nahezu weltweit einem Lockdown der Gesellschaft und Wirtschaft unterworfen haben. Ich habe bereits skizziert, wie gravierend die Auswirkungen des weltweiten Lockdowns bereits heute, im zweiten Halbjahr 2020, sind. Den wirklichen Schaden für die Weltwirtschaft können wir wahrscheinlich frühestens ab Herbst 2020 ermessen. Hoffen wir, dass die weltweite Wirtschaft mit der entstandenen Misere umgehen kann. Ebenso können wir nur den Bankenaufsichtsbehörden das Beste wünschen, dass sie Vorbereitungen auf kommende Bankenschieflagen rechtzeitig treffen – diese vor allem in den USA. Dann hätte das Weltfinanzsystem ein wenig Zeit gewonnen – mehr aber nicht.

19.7 Corona II oder andere Pandemie

Die WHO sowie das Robert-Koch-Institut (RKI) warnen mehrfach vor einer zweiten oder gar dritten Corona-Welle. RKI-Chef Lothar Wieler (übrigens ein gelernter Tierarzt) geht von einer zweiten und dritten Corona-Welle aus, auch wenn manche das für gezielte Panikmache im Auftrag der Regierung halten.[59]

Ebenso warnte Professor Christian Drosten (Chef der Berliner Charité und Berater der Bundesregierung) vor einer zweiten Corona-Welle.[60] Aber auch er ist zumindest umstritten, ebenso wie Melinda Gates. Sie warnte davor, dass sich Pandemien wie Corona wiederholen könnten.[61] Das Ärzteblatt warnte am 18. Mai 2020 davor, dass sich Europa auf eine zweite Welle von SARS oder Corona einstellen müsse.[62]

Grippe- und ähnliche Virenwellen sind seit Menschengedenken normal. Sie treten regelmäßig auf. Sollte eine nächste Grippe-, SARS- oder Corona-Welle wieder als Pandemie eingestuft werden, wäre das für die Weltwirtschaft fatal. Einen weiteren Lockdown der Gesellschaft oder Wirtschaft würde das Weltwirtschaftssystem keinesfalls überstehen. Sollte ein erneuter Lockdown der Wirtschaft durchgeführt werden, so werden dies die »Totenglocken« der Weltwirtschaft sein. Nach 1 bis 3 Monaten werden Sie sich mit der Weltwirtschaftskrise konfrontiert sehen, und zwar schlimmer als in den Jahren 1929 bis 1933.

Resümee

Die folgenden Szenarien müssen aus meiner Sicht als finale Krisenauslöser gesehen werden

- Bankencrash – hohe Wahrscheinlichkeit

- Börsencrash – mittlere Wahrscheinlichkeit (als Auslöser der finalen Krise)
- Corona I/II oder vergleichbare Virenpandemie – sehr hohe Wahrscheinlichkeit

Wahrscheinlicher Zeitrahmen der Krisenauslöser

- Bankencrash: Oktober 2020 bis Mai 2021
- Börsencrash: Oktober 2020 bis September 2021
- Corona I: Oktober 2020 bis September 2021
- Corona II oder andere Pandemie: November 2020 bis Oktober 2021

Wahrscheinlichkeit des Eintretens

- Bankencrash: 40 Prozent
- Börsencrash: 40 Prozent
- Corona I: 60 Prozent
- Corona II: 60 Prozent

19.8 Zeitachse

Wie alle Prognosen dieser Art sind Voraussagen aufgrund der »fehlenden Glaskugel« mit Ungenauigkeiten behaftet. Dennoch habe ich hier einen möglichen Zeitrahmen angegeben.

Der erwartete Zusammenbruch des Finanzsystems könnte aber auch in Teilen, das heißt in einzelnen Schockwellen erfolgen. Die massivsten Wellen werden zwischen Jahresende 2020 und Spätherbst 2021 stattfinden. Spätestens im Jahr 2022 werden wir der größten Weltwirtschaftskrise entgegensehen.

Die weltweiten einzelnen Schuldenschnitte oder Währungsreformen werden sodann kurz danach erfolgen. 3 bis 6 Monate später wird die »Große Depression« einsetzen.

Die Dauer der großen Depression wird circa 7 bis 11 Jahre betragen. Eine Bodenbildung (Tiefstpunkt) wird sich im zweiten beziehungsweise dritten Jahr nach Beginn der Depression herausbilden.

Das Wirtschaftssystem, wie es heute vorherrscht, wird so nicht mehr existieren. Ebenso wird der heutige gesellschaftliche Wohlstand für viele Jahrzehnte weltweit der Vergangenheit angehören. Wie unten weiter ausgeführt, werden wir wirtschaftlich und gesellschaftlich einen Epochenwandel erleben.

Der obige Zeitrahmen darf nicht dazu führen, dass Sie sich heute in Sicherheit wiegen. Das Finanzsystem ist schon derzeit völlig labil. Der Zusammenbruch des Finanzsystems könnte bereits kurzfristig, das heißt in 3 bis 6 Monaten stattfinden. Auch sollten Sie berücksichtigen, dass mögliche, beabsichtigte Vermögensumschichtungen immer Zeit in Anspruch nehmen.

20.

Die Zeit in der Depression

Die nachstehenden Auflistungen dienen als Übersicht über das Kommende. Viele der Auswirkungen wurden bereits oben im Buch beschrieben.

Zu erwartende wirtschaftliche Ereignisse – nochmals zusammengefasst

- Banken- und Börsencrash
- Staatsbankrotte
- Schuldenschnitte / Währungsreformen
- Daniederliegende Wirtschaft / weltweit
- Hohe Arbeitslosigkeit
- Verarmung der Bevölkerung

Einhergehende gesellschaftliche Ereignisse

- Politische Veränderungen
- Soziale Unruhen
- Randalierende Immigranten
- Steigende (Gewalt-)Kriminalität
- Nochmals erhöhte Überwachung der Bürger
- Erhöhte Chemtrail-Aktivitäten

Materielle Verluste von Privatpersonen

- Vermögensverluste – falls in falsche Anlageklassen investiert
- Lastenausgleichsabgaben – diese führen bei uns allen zu Vermögensverlusten

- Niedrigerer Verdienst oder niedrigste Einnahmen aus Unternehmerschaft
- Möglicherweise Arbeitslosigkeit
- Verluste bei Renten- oder Pensionsansprüchen
- Niedrigste Sozialhilfesätze
- Keine Wohngeldzahlungen seitens des Staates

Einhergehende Ängste und negative Emotionen

- Panik in der Bevölkerung – zumindest die ersten Monate
- Materielle Ängste
- Ausweglosigkeit

In den Großstädten und Ballungszentren werden die teilweise dramatischen Zustände besonders stark hervortreten. Ein Ausweichen beziehungsweise Umziehen in ländliche Gebiete verspricht hier natürlich eine Entspannung der Situation. Für die Eigentümer einer selbst genutzten Immobilie in einer Großstadt wird dies nur schwierig zu bewältigen sein.

Dennoch, je früher Sie sich materiell und geistig auf die kommenden Ereignisse vorbereiten, desto leichter können Sie mit den künftigen Geschehnissen umgehen.

Exkurs

Epochenwandel

Unser gewohntes, geschäftiges Leben wurde bereits durch die Corona-Krise im Frühjahr 2020 komplett auf den Kopf gestellt – und das in nur 3 Monaten. Hätten Sie sich einen (fast) vollständigen Stillstand der Weltwirtschaft sowie des sozialen Lebens vorher vorstellen können? Eher nicht.

Betrachten Sie dieses Corona-Ereignis als Vorgeschmack auf das, was auf uns zukommen wird. Eine »Große Depression« ist dann nur eine

Fortführung und deutliche Intensivierung der Ereignisse, wie wir sie im Frühjahr 2020 erlebt haben.

Ein kommender Zusammenbruch des Wirtschaftssystems, die Aufhebung der bisherigen Europäischen Union, große gesellschaftliche Veränderungen in der Mehrzahl aller Länder, mehrjährige Reisebeschränkungen für Privatbürger werden unser künftiges Leben komplett auf den Kopf stellen und verändern.

Die oben aufgeführten Ereignisse führen uns in eine sehr schwierige Zeitperiode. In dieser wird es dramatische Änderungen in unserem bisherigen »gemütlichen«, materiellen Leben geben.

Allein die Überwindung einer »Großen Depression« dürfte mindestens 10 Jahre in Anspruch nehmen. Das bisherige sehr hohe Niveau unseres Lebensstandards werden wir wohl auf viele Jahrzehnte nicht mehr sehen.

Wir werden eine komplett neue Zeitepoche betreten.

Möglicherweise oder hoffentlich werden wir künftig mehr Glück und Zufriedenheit auch auf einem niedrigeren Niveau finden. Das kommende Kapitel soll eine mentale Anregung für die Zukunft sein.

Doch zunächst finden Sie die Ausführungen der bekannten Astrologin Christiane Durer.

Am 1. Januar 2020 schrieb Frau Durer die folgenden Kommentare in ihrem Jahreshoroskop 2020 (Premiumbereich):

Epochenwandel

»An dieser Stelle möchte ich Folgendes sagen:

Viele, die einen Börsencrash oder einen Blackout (Anmerkung: Stromnetz) prognostizieren, sehen darin eine Chance, dass sich alle besinnen und sich danach alles zum Besseren wendet.

Den Horoskopen, auch denen der kommenden Jahre, kann ich das so leider nicht entnehmen. Es geht auch nicht um die Frage, ob es besser oder schlechter wird – und unter besser meinen viele: So wie es schon mal war, zum Beispiel in den 1970ern oder 1980ern – nur noch schöner.

Aber ich sehe eine ganz andere Entwicklung. Wir befinden uns in einem Epochenwandel, das heißt, es wird sich innerhalb der nächsten 20 Jahre weltweit alles verändern. Genauso wie seinerzeit die Französische Revolution die Welt verändert hat, in dem Sinne, dass die alte Weltordnung abgeschafft wurde. Allerdings werden diesmal die Veränderungen etwas extremer sein. Und es ist fraglich, ob wir diese als Verbesserung betrachten werden. Deutschland befindet sich dabei im Auge des Sturms, was, wie sich in einigen Jahren zeigen wird, nicht die schlechteste Position ist, aber trotzdem nicht bedeutet, dass alles viel besser wird als heute. Es wird allerdings etwas besser sein als an vielen anderen Orten weltweit. 2020 gehen wir einen weiteren Schritt in diese Richtung.«

Auszug aus dem Jahreshoroskop für das Jahr 2020, Seiten 4 und 5 (Premiumbereich)
Christiane Durer, Astrologin[63]

Einen Beitrag zum Epochenwechsel aus christlicher Sichtweise finden Sie im Anhang 7 dieses Buches.

21.

Mentale Vorbereitung auf den finalen Crash

Wie in finanzwirtschaftlichen Büchern üblich, haben die bisherigen Ausführungen ausführlich materielle Sachverhalte angesprochen, vor allem, wie das Vermögen für die Zukunft abzusichern ist. Ein finaler Crash beziehungsweise eine »Große Depression« hat aber auch eine andere Seite, nämlich die der Menschen, die unter der Misere ungeheuerlich leiden oder gar zugrunde gehen werden. Wir sollten uns dessen alle ganz klar bewusst sein.

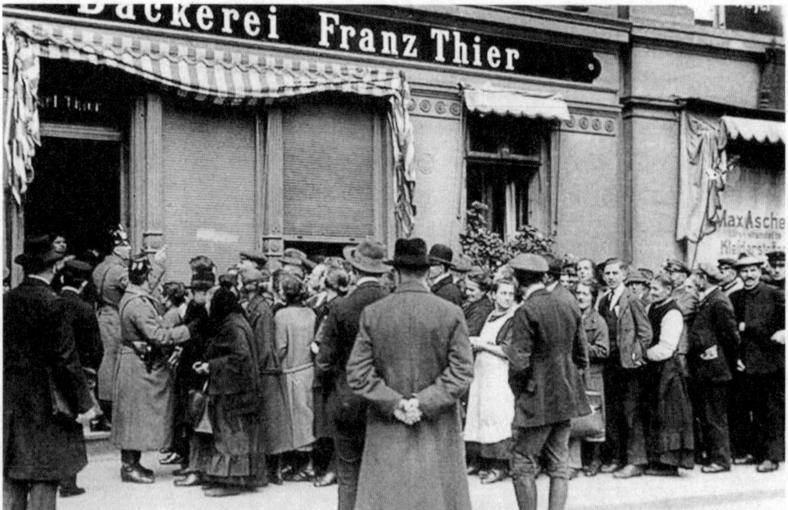

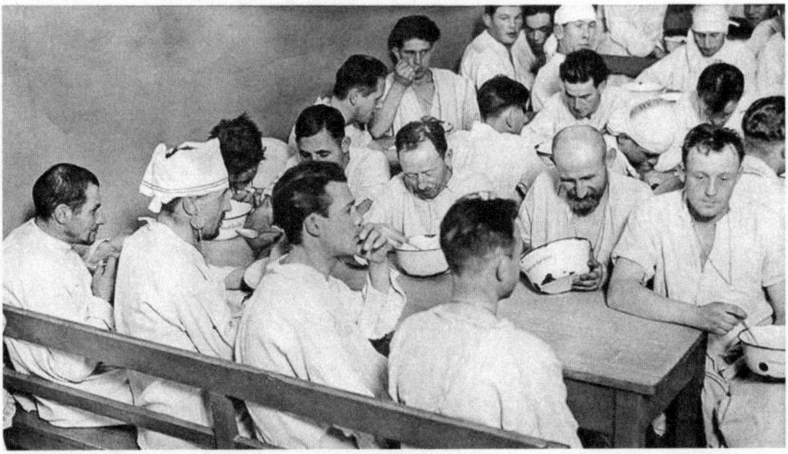

Massenelend auf dem Höhepunkt der Krise:
Speisesaal eines Obdachlosenasyls in Berlin-Prenzlauer Berg 1932
© Bundesarchiv, Bild 183-R96268 / commons.wikimedia.org

Ähnliche Szenen wie die oben abgebildeten werden wir nach dem finalen Crash wieder sehr häufig sehen. Menschen in Not bedürfen heute und vor allem künftig unseres Mitgefühls und, soweit möglich auch immer unserer Unterstützung.

Akzeptieren Sie künftige Vermögenseinbußen

Unterstellen wir, Sie haben sich auf die kommenden Geschehnisse vorbereitet oder wollen dies noch in Angriff nehmen. Auch hoffe ich, dass Sie die Vermögensumschichtungen – wie im Buch empfohlen – noch durchführen werden. Dennoch müssen wir uns alle damit abfinden, dass wir spätestens mit dem kommenden Lastenausgleich Sonderabgaben leisten müssen und somit auch Vermögensteile verlieren werden.

Polizeiposten vor Menschenmenge vor der Bäckerei Franz Thier, 1923
© Bundesarchiv, Bild 146-1970-051-11 / commons.wikimedia.org

Meine persönliche Einstellung hierzu lautet:

- Wir werden danach immer noch genug zum Leben haben.
- Wir werden lernen müssen, Materielles nicht mehr in den Vordergrund zu stellen.
- Immaterielle Dinge sollen uns wieder wichtiger werden.
- Die Beschäftigung mit dem christlichen Glauben – auch außerhalb der kirchlichen Lehren – kann uns geistig weiterbringen – siehe auch Anhang 7 »Ende oder Wende«.
- Zeit für Familie und Freunde kann uns entschädigen.
- Das Leben geht trotzdem weiter.
- Vergleichen wir uns später in der Krise mit den dann verarmten Menschen, so stehen wir immer noch materiell auf der positiven Seite.
- Hass und Groll auf die Verursacher der finalen Krise sollten wir möglichst bei uns nicht aufkommen lassen. Dies belastet uns nur selbst (sogenannte negative Resonanz).
- Lassen Sie uns andere unterstützen, die Hilfe benötigen – seien es Familie, Verwandte, Freunde oder Dritte.
- Sollten Sie derzeit frei verfügbare Mittel haben, so gönnen Sie sich heute Dinge, die Ihnen künftig viel Freude bereiten werden.

Zum Schluss noch ein kleines »Geständnis«: Ich informiere mich eher selten über das Fernsehen und die Tagespresse (von bestimmten Qualitätstiteln einmal abgesehen). Der Wahrheitsgehalt dieser Medien ist mir zu gering. Teils werden auch oft nur negative Geschehnisse überbetont.

Negatives lasse ich so wenig wie möglich an mich heran. Berufsbedingt muss ich jedoch sehr viel im Internet recherchieren. Was man dort findet, ist ebenfalls oft recht ambivalent. Bleiben Sie kritisch!

Nachwort

Wir stehen vor einem Epochenwandel. Vielleicht sind wir bereits mittendrin.

Als gut vorbereiteter »Insider« bin ich mir über Folgendes im Klaren:

- 70 bis 80 Prozent meiner Ende 2021 fällig werdenden Renten- beziehungsweise Pensionsansprüche werde ich mit dem finalen Crash verlieren.
- Bedingt durch die künftigen Lastenausgleichsabgaben werde ich wohl auch 50 Prozent meines bescheidenen Vermögens verlieren – unterstellen Sie, dass ich ich mich, soweit möglich, vorbereitet habe, und zwar nach den Grundsätzen dieses Buches.
- Wir werden in außerordentlich schwere Zeiten gehen. In diesen wird ein Streben nach mehr materiellen Dingen nicht mehr möglich, vor allem aber nicht mehr angebracht sein.
- Wir müssen uns künftig, soweit möglich, auch ideellen oder christlichen Aufgaben widmen. Es ist schön, darin Freude und auch Erfüllung zu finden.
- Sehr viele Menschen werden verarmen und verzweifeln. Sie bedürfen künftig unserer Hilfe, sei es materieller oder seelisch-geistiger Art.
- Viele der Ereignisse, die sich bereits jetzt, vor allem aber künftig ereignen, stimmen mich sehr traurig. Dennoch sehe ich der Zukunft positiv entgegen, vor allem ohne Angst, Hader oder gar Hass. Nur dies ermöglicht eine ausgewogene und positive Sichtweise für die Zukunft.

Ihnen, verehrte Leserinnen und Leser, wünsche ich alles erdenklich Gute bei Ihren Vorbereitungen auf den kommenden Crash, und zwar in materieller wie auch in mentaler Art und Weise.

Endnoten

1 *https://www.bafin.de/SharedDocs/Veroeffentlichungen/DE/Fachartikel/2017/fa_bj_1705_Bail-in.html*

2 *https://www.cash.ch/news/boersenticker-konjunktur/deutsche-exporte-brechen-so-stark-ein-wie-seit-30-jahren-nicht-1541298*

3 *https://think-beyondtheobvious.com/stelter-in-den-medien/die-welt-vor-dem-deflationaeren-schock/*

4 *https://www.n-tv.de/wirtschaft/Corona-vernichtet-fast-40-Millionen-US-Jobs-article21796254.html*

5 *http://52.57.145.145/amp/finanznachrichten/boerse/ueber-deutschlands-wirtschaft-zieht-ein-sturm-auf-und-wir-sind-nicht-vorbereitet_H822694630_11386920/*

6 *https://www.misesde.org/?p=11837*

7 *https://www.wirtschaftundschule.de/wirtschaftslexikon/d/depression/*

8 *https://querdenkmal.net/2015/04/19/hitler-und-die-suppenkuchen/*

9 Quelle: Michael Matzke: »Die Straßen Adolf Hitlers«, Magisterarbeit,Universität Wien, 2008.

10 *https://www.independent.org/pdf/tir/tir_01_4_higgs.pdf*

11 *https://www.bundesbank.de/de/aufgaben/themen/waehrungsreform-1948-614040*
https://de.wikipedia.org/wiki/Währungsreform_1948_(Westdeutschland)

12 FAZ vom 1. April 2020.

13 Quelle: Rheinische Post vom 2. April 2020.

14 *https://www.goldseiten.de/artikel/18211--Boston-Consulting-BCG-denkt-ueber-Teilenteignung-der-Deutschen-nach.html*

15 *https://www.focus.de/finanzen/news/staatsverschuldung/tid-34471/sparer-sollen-bluten-irre-iwf-idee-zehn-*

prozent-sonderabgabe-auf-deutsche-sparguthaben_aid_1147912.html?fbc=fb-fanpage-focus

16 *https://www.florian-sollfrank.de/artikel/die-implizite-staatsverschuldung-birgt-hohe-risiken-in-sich-auswirkungen-für-vermögensbesitzer-absehbar/*

17 *https://crp-infotec.de/deutschland-privatvermoegen-vermoegnsberg/*
https://www.bundesbank.de/de/aufgaben/themen/private-haushalte-haben-geldvermoegen-in-hoehe-von-6-3-billionen-Euroo-822388

18 *https://www.dw.com/de/immobilienblase-lektionen-aus-spanien/a-42388955*

19 *https://www.topagrar.com/mediathek/fotos/verschiedenes/lebensmittel-selbstversorgungsgrad-in-deutschland-12028967.html*

20 *https://www.deutscheweine.de/fileadmin/user_upload/Website/Service/Downloads/Statistik_2018-2019.pdf*

21 Dirk Müller: *Machtbeben*, München 2018, S. 242.

22 *http://www.goldseiten.de/artikel/280452--Was-steckt-hinter-den-Panama-Papers.html*

23 Quelle: Statista/IMF.

24 *https://de.wikipedia.org/wiki/Wirtschaft_Kanadas*

25 *https://de.wikipedia.org/wiki/Der_Staatsfeind_Nr._1*

26 *https://www.capital.de/wirtschaft-politik/diese-unternehmen-mussten-in-der-corona-krise-insolvenz-anmelden*

27 *https://www.focus.de/finanzen/boerse/erhebliche-risiken-10-jahre-nach-lehman-sind-die-weltweiten-banken-anfaelliger-denn-je_id_9603599.html*
https://www.bpb.de/nachschlagen/zahlen-und-fakten/globalisierung/52655/welt-bruttoinlandsprodukt
https://data.worldbank.org/indicator/NY.GDP.MKTP.CD

28 *https://de.wikipedia.org/wiki/Palladium*

29 https://www.nzz.ch/hintertuerchen_der_banken_bei_den_gold-etf-1.5956390
https://goldswitzerland.com/de/banken-blockieren-kundenvermoegen/
https://insideparadeplatz.ch/2020/04/06/zkb-dementiert-schliessung-von-gold-etfs/
https://insideparadeplatz.ch/2020/05/05/zkb-silber-fonds-bank-schnappt-sich-barren/
https://www.cash.ch/news/politik/rechtsfaelle-banken-ubs-verweigert-deutschem-kunden-die-aushaendigung-von-acht-kilo-gold-1462676

30 https://www.goldseiten.de/artikel/435355--Enorme-Mengen-Goldbarren-gestohlen.html

31 https://www.gdv.de/de/zahlen-und-fakten/versicherungsbereiche/kapitalanlagen-24042

32 https://de.wikipedia.org/wiki/Rentenreform_1957

33 https://www.focus.de/finanzen/boerse/gold/gold-verbot-werden-reserven-bald-verboten-welche-anzeichen-dafuer-sprechen_id_11381232.html

34 https://www.wiwo.de/finanzen/vorsorge/silber-das-gold-des-kleinen-mannes/5143230-all.html

35 https://www.anderweltonline.com/wissenschaft-und-technik/wissenschaft-und-technik-2020/silber-trumpf-ass-der-hightech-zukunft/

36 https://www.faz.net/aktuell/wirtschaft/klima-energie-und-umwelt/das-comeback-der-solarenergie-guenstig-und-verlaesslich-16453786.html

37 https://www.goldseiten.de/artikel/autoren.php

38 https://www.wiwi.uni-wuerzburg.de/fileadmin/12010100/2018/Masterthesis_Carsten_Lieser.pdf

39 https://www.deutschlandinzahlen.de/tab/deutschland/finanzen/preise/immobilienpreisindex

40 https://www.weltenergierat.de/wp-content/uploads/2018/05/81040_DNK_Energie2018_Kap4.1.pdf

41 *https://anlagegold24.blog/2019/01/08/silber-nachfrage-aus-der-photovoltaik-industrie-steigt-um-19/*

42 *https://www.cash-online.de/investmentfonds/2020/solarindustrie-verschlingt-silber/495447#*

43 *https://www.umweltdialog.de/de/wirtschaft/produkte/2019/Nachfrage-nach-Solarpanels-treibt-Silberpreis.php*

44 *http://www.solar-prinz.de/exklusive-tabelle-deutschlands-groste-solaranlagen/596*

45 Bernholz, P.: *Monetary Regimes and Inflation*, Cheltenham 2003

46 *https://kopp-report.de/us-oekonom-mit-insiderwissen-warnt-hyperinflation-wie-in-der-weimarer-republik/*

47 *https://www.goldseiten.de/artikel/452326--Kollabierende-Welthandelsaktivitaet-signalisiert-kommende-Weltwirtschaftskrise.html*

48 *Smart Investor*, München, Juni 2020.

49 *https://www.capital.de/wirtschaft-politik/deflation-oder-inflation-welche-folgen-hat-die-corona-krise*

50 *https://boerse.ard.de/anlagestrategie/geldanlage/droht-jetzt-die-grosse-inflation100.html*

51 Frankfurter Allgemeine Zeitung vom 31. Mai 2020, S. 29.

52 *https://www.nzz.ch/wirtschaft/mit-milliarden-gegen-die-corona-krise-droht-nun-hohe-inflation-ld.1555261#*

53 *https://www.handelsblatt.com/politik/deutschland/coronakrise-oekonomen-rechnen-trotz-riesenhilfen-vorerst-nicht-mit-inflation/25773128.html?ticket=ST-946949-gu4orG5JDLbdXaIWOYuw-ap5*

54 Süddeutsche Zeitung vom 3. Juni 2020, S. 15.

55 *https://www.finanzen.net/nachricht/private-finanzen/loesung-fuer-rezession-so-sind-tiefrote-negativzinsen-moeglich-iwf-will-bargeld-besteuern-7130092*

56 *https://www.focus.de/politik/deutschland/zivilverteidigungskonzept-experten-flaechendeckender-stromausfall-waere-nationale-katastrophe-mit-vielen-toten_id_5856252.html*

57 *https://www.dw.com/de/blackout-experte-stromausfall-stoppt-nicht-an-deutschen-grenzen/a-46482752*

58 *https://www.wiwo.de/insider-ezb-treibt-plaene-fuer-bad-bank-im-kampf-gegen-wirtschaftsmisere-voran/25903390.html*

59 *https://www.welt.de/vermischtes/article207741241/RKI-zu-Corona-Es-wird-eine-zweite-und-dritte-Infektionswelle-geben.html*

60 *https://www.merkur.de/welt/coronavirus-deutschland-zweite-welle-infektionswelle-rki-drosten-wieler-news-aktuell-zahlen-zr-13754330.html*

61 *https://www.businessinsider.de/wissenschaft/gesundheit/melinda-gates-warnt-dass-pandemien-wie-corona-wiederkehren-werden-2020-4/*

62 *https://www.aerzteblatt.de/nachrichten/112977/WHO-Europa-muss-sich-jetzt-auf-zweite-Welle-vorbereiten*

63 *https://www.astro-seiten.de*

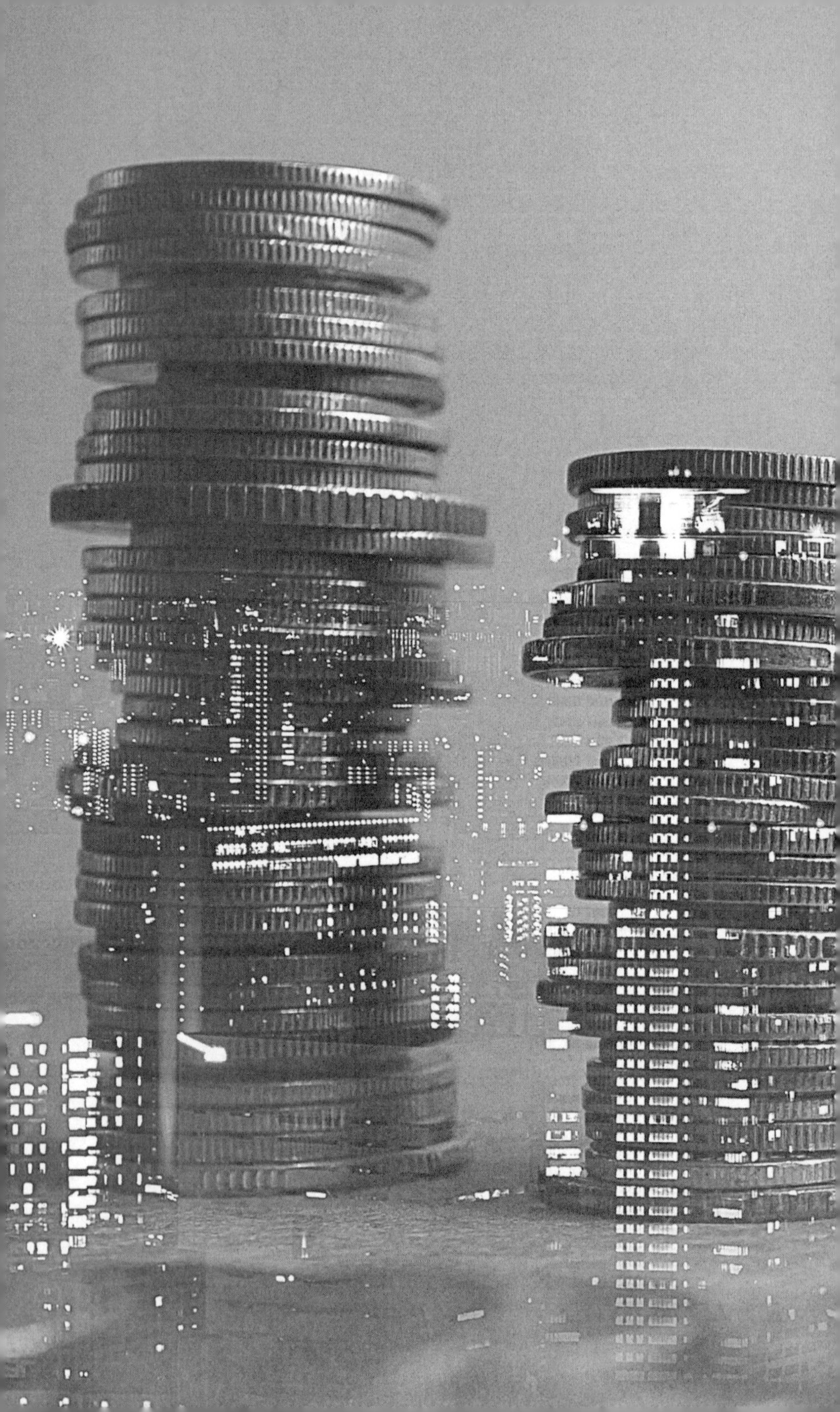

Anhänge

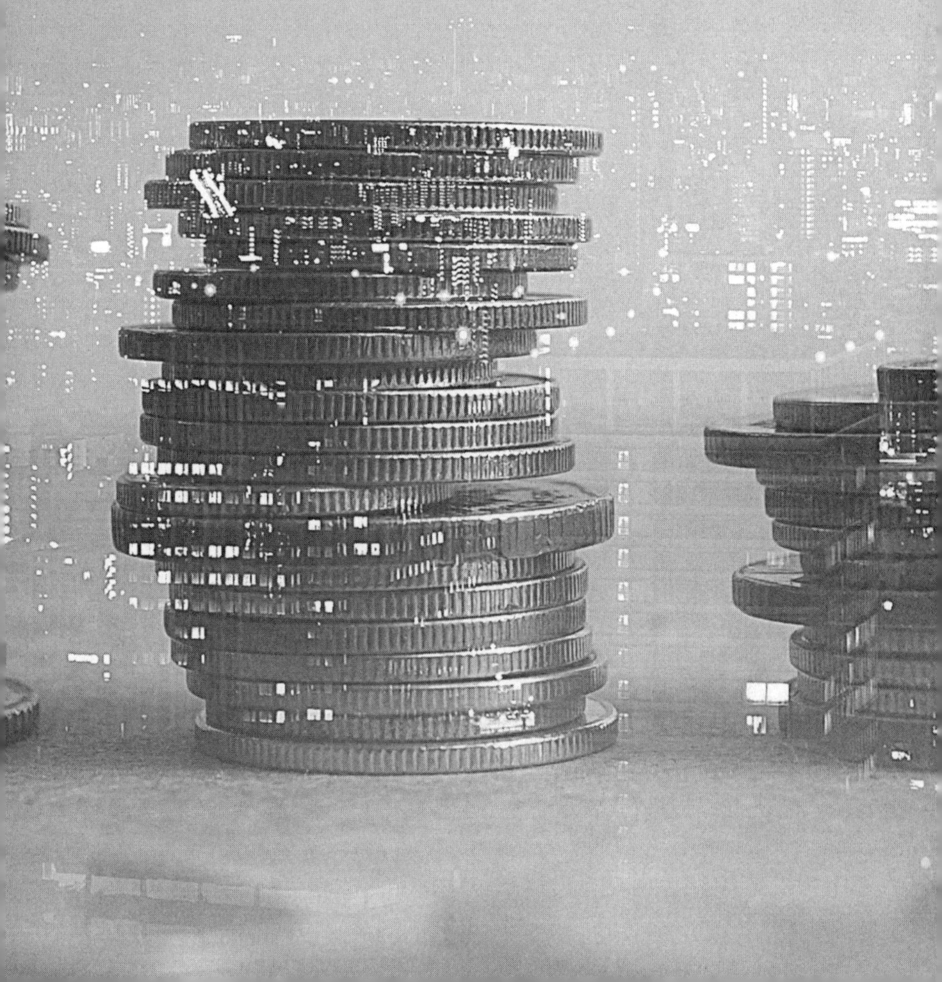

Anhang 1

Große Depression – Das Fanal von 1929

Werte im freien Fall: Mit dem Crash der New Yorker Börse begann 1929 die schlimmste Wirtschaftskrise des 20. Jahrhunderts. Millionen Menschen verloren ihr Vermögen, ihren Arbeitsplatz, ihre Rente – und den Glauben an die Marktwirtschaft.

Von Alexander Jung

10.08.2009, 17.53 Uhr

John D. Rockefeller war der reichste Mann seiner Zeit. Mit Öl und Raffinerien hatte der Amerikaner Anfang des 20. Jahrhunderts ein Vermögen gemacht, sein Riecher für Geschäfte war legendär. Aber selbst einen Rockefeller kann sein Gespür einmal trügen.

Am Mittwoch, dem 30. Oktober 1929, sechs Tage nach Beginn des New Yorker Börsencrashs, teilte er den verblüfften Beobachtern mit, er sei schon wieder in den Markt eingestiegen: »In dem Glauben, dass die Situation des Landes gesund ist, haben mein Sohn und ich seit Tagen gesunde Stammaktien gekauft.« Rockefeller lag mit seiner Einschätzung ziemlich daneben. Den tatsächlichen Tiefpunkt erreichten die Aktienmärkte drei Jahre später, im Juli 1932. Und es sollte noch 22 Jahre dauern, bis die Börse wieder auf das Niveau der Vorkriegszeit gelangte.

Wie Rockefeller unterschätzten fast alle Zeitgenossen die Tiefe und vor allem die Dauer der Rezession, die sich bald zur Depression und zur Weltwirtschaftskrise auswachsen sollte. Mit einer solchen Katastrophe hatte niemand gerechnet.

In den Vereinigten Staaten schrumpfte die Wirtschaft zwischen 1929 und 1933 um fast ein Drittel, die Arbeitslosenquote stieg von 3 auf fast

25 Prozent. Noch schlimmer erwischte es das Deutsche Reich: Das Bruttosozialprodukt brach um 27 Prozent ein, die Zahl der registrierten Arbeitslosen wuchs bis Februar 1932 auf mehr als sechs Millionen, in Wahrheit waren aber wesentlich mehr Deutsche ohne Beschäftigung. Das Volk verarmte, die Not war groß, das wirtschaftliche Leben lag am Boden.

In den Harzer Kurorten ging das Geschäft der Gastwirte 1930 zeitweise um rund ein Drittel zurück. »Jede irgend zu vermeidende Ausgabe wird unterlassen«, klagte das *Göttinger Tageblatt*. In den Ausflugslokalen der Hauptstadt, so meldete der *Berliner Lokalanzeiger*, würden Autobesitzer vorfahren, die oft »nur eine Flasche Selters bestellen und dazu von zu Hause mitgebrachten Kuchen verzehren«.

Der amerikanische Korrespondent Hubert Renfro Knickerbocker beobachtete, dass höchstens zehn Prozent der Gäste in Berliner Wirtshäusern ein Bier vor sich stehen hatten. Sein Fazit: »Wenn der Deutsche zu arm geworden ist, um sich ein Bier zu kaufen, ist er am Verzweiflungspunkt angelangt.«

Die Große Depression Anfang der 1930er-Jahre war für beinahe jeden, der sie erlebte, eine Grenzerfahrung, materiell wie psychologisch. Ganz anders die Wirtschaftskrise dieser Tage: Sie trifft nur wenige in wirklich existentieller Weise, bislang jedenfalls. Die Weltwirtschaft ist heute weit entfernt von der katastrophalen Situation, in der sie sich Anfang der dreißiger Jahre befand. Und doch sind Parallelen zwischen beiden Krisen augenfällig.

Damals wie heute ist das Vertrauen in den Markt und in die Solidität die Banken verloren gegangen. Damals wie heute bemühen sich Unternehmen vergebens um Kredite und kämpfen deshalb ums Überleben. Vor allem aber ging damals wie heute dem Crash eine Phase wilder Spekulation und maßloser Verschuldung voraus.

Die Menschen, die das Leid und die Entbehrungen des Ersten Weltkriegs noch in frischer Erinnerung hatten, sehnten sich nach Frieden und Wohlstand. Sie waren fasziniert vom Fortschritt und von den bahnbrechenden Produkten, die er hervorbrachte: von Autos und Flugzeugen, von Radiogeräten und Telefonen. Und sie konnten teilhaben an den technischen Errungenschaften: Zwei Monatslöhne reichten einem Arbeiter aus, um sich das Ford-Modell »Tin-Lizzie« leisten zu können.

Der Zauber der Moderne übertrug sich auf die Aktienmärkte, mehr und mehr Bürger begeisterten sich für die Börse und legten ihre Ersparnisse dort an, das Fieber erfasste alle Schichten. Unglaubliche Geschichten machten die Runde, etwa die vom Kammerdiener, der an der Börse eine Viertelmillion Dollar gewonnen hatte, oder von der Krankenschwester, die dank eines Tipps um 30 000 Dollar reicher geworden war.

Der US-Journalist Frederick Lewis Allen beschrieb, wie sich die Amerikaner dem Börsenrausch hingaben: »Der Chauffeur des reichen Mannes lenkt den Wagen mit zurückgelegten Ohren, um Nachrichten über eine bedeutende Kursveränderung von Bethlehem Steel aufzufangen, denn er besitzt selbst 50 Anteile. Der Fensterputzer im Büro des Maklers macht eine Pause, um den Ticker zu beobachten, denn er überlegt, ob er die Früchte seiner Arbeit in einige Anteile von Simmons umtauschen soll.«

Nicht wenige spekulierten mit geliehenem Geld im festen Glauben, mit den Kursgewinnen ihre Schulden tilgen zu können. Der Hang der Amerikaner, auf Pump einzukaufen, verfestigte sich zum Lebensstil. Mehr als die Hälfte aller Autos und drei Viertel aller Möbel waren auf Kredit finanziert.

John Kenneth Galbraith, der große Erforscher der Weltwirtschaftskrise, nannte es den »Triumph der Phantasie«, der die Märkte derart in Bewegung versetzt habe: »nicht in langsamen, gesetzten Schritten, sondern mit sprunghaften Sätzen«, so der Ökonom: »Die Massenflucht in die Scheinwelt, wichtiger Bestandteil jeder Spekulationsorgie, begann ernsthafte Formen anzunehmen.«

Fast jeden zweiten Tag wurden neue Investmentgesellschaften gegründet. 1927 verkauften sie den Anlegern Papiere im Wert von 400 Millionen Dollar, zwei Jahre später war das Volumen auf 3 Milliarden Dollar gewachsen. Alle waren überzeugt: Der Aktienboom in »God's own country« sollte noch viele Jahre weitergehen.

Die modernen Unternehmen schienen schließlich noch gewaltige Potenziale in sich zu tragen. Die 1919 gegründete Radio Corporation of America beispielsweise konnte ihren Börsenwert vom Frühjahr 1928 bis zum Herbst 1929 um das Fünffache steigern, ohne je eine Dividende gezahlt zu haben. Vom Aktienfieber ließen sich auch die Unternehmer anstecken. Sie nutzten ihre Gewinne selten noch für Investitionen; an der Börse zu spekulieren schien weit lukrativer – und müheloser obendrein.

»In Amerika sind wir heute dem Triumph über die Armut näher als jemals zuvor in der Geschichte irgendeines Landes«, jubelte US-Präsident Herbert Hoover im Wahlkampf 1928. Der Manager und Politiker John Raskob, der später das Empire State Building errichtete, verbreitete die These, wer 20 Jahre lang jeden Monat Aktien im Wert von 15 Dollar kaufe, würde am Ende rund 80 000 Dollar verdienen: »Jeder sollte reich sein«, lautete sein Credo.

Noch zwei Wochen vor dem Crash meinte der bekannte Yale-Ökonom Irving Fisher, »dass Aktienkurse, wie es scheint, ein dauerhaft hohes Niveau erreicht haben« – und ruinierte damit seinen Ruf. Die Harvard Economic Society erklärte im November 1929, dass eine ernstliche Depression »außerhalb des Bereiches des Möglichen« liege. Und Präsident Hoover versicherte im Dezember 1929, dass es »die starke und gesicherte Lage der Banken« gewesen sei, die »das gesamte Kreditsystem ohne Schwächung des Kapitals sicher durch die Krise getragen hat«. Da stand die wirkliche Bankenkrise noch bevor.

1929 und 2009 – markante Parallelen

Ähnlich blauäugig wie ihre Großeltern waren bis vor gut einem Jahr auch viele Besitzer von Wohnungen und Häusern in den USA. Sie vertrauten darauf, dass die Preise für Immobilien stetig steigen würden, und finanzierten sie oft ohne einen Cent Eigenkapital. Manche Anleger waren auch überzeugt, dass Rohstoffe immer knapper, begehrter und teurer würden und die Menschheit am Beginn eines langen »Super-Zyklus« stehe.

Beide Generationen ließen sich also blenden von der verlockenden Aussicht auf Reichtum im Handumdrehen, beide ließen sich dazu verführen, weit über ihre Verhältnisse zu leben. Ihre Naivität, aber auch ihre Gier rächte sich bitter, als die Blasen platzten und sie die Kredite nicht mehr bedienen konnten.

Dabei waren die Anzeichen für den Abschwung bereits vor dem Crash zu erkennen. Von Frühjahr bis Herbst 1929 war die Autoproduktion in den USA um rund ein Drittel auf 416 000 Einheiten abgesackt. Die Kapazitäten waren bei Weitem nicht ausgelastet, ganz so wie heute: Es gibt Fertigungsstraßen für 90 Millionen Fahrzeuge, der Bedarf liegt aber nur bei rund 50 Millionen. Dennoch beschloss General Motors noch 1929, die Adam Opel AG in Rüsselsheim zu übernehmen. Die amerikanisch-deutsche Firmenehe stand also von Beginn an unter keinem guten Stern.

Weitere Parallelen zwischen den Jahren 1929 und 2009 drängen sich auf: Das Vertrauen in die Märkte ist tief erschüttert, damals wie heute, es wird wieder nach dem Staat gerufen, nach der starken, ordnenden Hand.

Damals schlug die Stunde des britischen Ökonomen John Maynard Keynes, der nicht mehr den Selbstheilungskräften des Marktes vertrauen wollte, der »unsichtbaren Hand«, die alles richtet.

Auch in der heutigen Krise avanciert der Staat zum Retter in der Not, zur letzten Instanz, die Sicherheit gewährleisten und den Notstand überwinden kann.

Der Staat erlebt nach Jahren, in denen viele Anstrengungen unternommen wurden, ihn zurückzudrängen, ein unerwartetes Comeback.

Eine weitere Analogie: Damals wie heute belasten Ungleichgewichte die Weltwirtschaft. Hoch verschuldete Staaten wie Rumänien, Lettland oder die Ukraine stehen am Rande des Bankrotts, weil Investoren aus dem Westen ihr Geld abziehen. Entsprach der Kapitalstrom in die Schwellenländer Osteuropas, Asiens oder Lateinamerikas vor zwei Jahren noch dem Wert von 929 Milliarden Dollar, so erwartet das Institute of International Finance für dieses Jahr nur noch einen dramatisch gesunkenen Wert von 165 Milliarden Dollar.

Vor allem Osteuropas Wirtschaft leidet unter dem Kapitalentzug, die Währungen verlieren rapide an Wert. Der Absturz trifft Banken in Österreich, Deutschland und Italien, die in der Region engagiert sind.

Besonders leidet jener Teil der Bevölkerung, der seinen Wohlstand großenteils in Euro oder Dollar finanziert hat. In manchen Ländern wurden mehr als die Hälfte aller Kredite in Fremdwährung vergeben.

In einer ähnlichen Lage befand sich das Deutsche Reich Anfang der 1930er-Jahre. Die Amerikaner hatten zu einem großen Teil den Wiederaufbau Deutschlands finanziert, fast die Hälfte der Nettoinvestitionen zwischen 1924 und 1929 lieh sich die deutsche Wirtschaft im Ausland, vor allem in den USA. Städte und Gemeinden nahmen Anleihen auf, bauten Kläranlagen, Brücken und Wohnungen. Nach dem Börsencrash brach der Geldfluss abrupt ab, die Amerikaner benötigten nun die Mittel selbst.

Schlagartig wurde jedem im Deutschen Reich bewusst, dass es sich beim Boom der Goldenen Zwanziger bloß um eine »Dollarscheinblüte« gehandelt hatte, so ein geflügeltes Wort jener Jahre. An den Baustellen drehte sich keine Mischmaschine mehr, über die Hälfte aller Bauarbeiter verlor ihre Stelle.

Die Nachfrage nach Gütern aller Art sank dramatisch, die Umsätze sackten weg. Möbelhändler büßten zwischen 1929 und 1932 die Hälfte ihres Geschäfts ein, selbst nennenswerte Preisabschläge verführten die Verbraucher nicht zum Einkauf. Die Industrie drosselte darauf die Produktion und entließ weitere Arbeiter: in den Baubetrieben, bei der Reichsbahn, in den Zechen, bei den Stahlverarbeitern.

»Das abgeschlossene Geschäftsjahr gestaltete sich so schwierig wie noch keines seit Bestehen unserer Gesellschaft«, hieß es im Bericht der Vereinigten Stahlwerke für 1930. »Scharfe Senkungen unserer Kosten und Lasten« seien notwendig, ansonsten würden »immer weitere Stilllegungen, schließlich auch der besten Betriebe«, unvermeidlich. Die deutsche Wirtschaft war in einer Abwärtsspirale gefangen.

Täglich annoncierten die Zeitungen spaltenweise Termine für Zwangsversteigerungen. Die Bäcker verzierten Pfefferkuchen mit Sprüchen wie »Dieser Kuchen ist nicht groß, denn auch ich bin arbeitslos!« Die Caféhäuser sparten sich die Kapellen, die Musik kam nun aus dem Radio.

Der deutsche Reichskanzler Heinrich Brüning, der im Frühjahr 1930 ins Amt kam, verschlimmerte die Misere noch mit seiner restriktiven Geldpolitik. Sein Handlungsspielraum mag begrenzt gewesen sein und die traumatische Erfahrung der Hyperinflation von 1922/23 noch frisch im Gedächtnis, doch Brünings scharfer Sparkurs erstickte alle Chancen, die Konjunktur wiederzubeleben. Der Zentrumspolitiker war wie besessen von dem Gedanken, die Krise durch eisernes Sparen meistern zu können, die Volkswirtschaft gleichsam gesundzuschrumpfen. Eine amtliche Mitteilung vom 28. Oktober 1930 atmet diesen Geist; darin wird das Volk aufgefordert, »jedes Übermaß an Feiern und Vergnügungen« zu vermeiden. Kein Wunder, dass die deutsche Wirtschaft alsbald in der Depression versank.

Die gleichzeitige Kapitalflucht der Amerikaner brachte vor allem die deutschen Banken in Schwierigkeiten. Sie hatten riskanterweise langfristige Projekte mit kurzfristigen Krediten finanziert, und ihr ohnehin geringes Eigenkapital schmolz dahin. Als erstes Institut kollabierte im Frühjahr 1931 die österreichische Creditanstalt. Die Insolvenz erschütterte die Bankhäuser in ganz Europa – so wie im Herbst 2008 die Pleite der Investmentbank Lehman Brothers auf die gesamte Finanzwelt ausstrahlte.

Banken vor der Pleite

Die Bankenkrise versetzte der Wirtschaft den nächsten schweren Schlag. Das Drama erreichte am Abend des 11. Mai 1931 einen ersten Höhepunkt, als Jakob Goldschmidt, Chef der Danat-Bank, bei einem Essen erfuhr, dass sein wichtigster Kunde, der Bremer Textilriese Nordwolle, die Bilanzen gefälscht hatte und hoffnungslos überschuldet war. »Die Nordwolle ist hin, die Danat-Bank ist hin, die Dresdner Bank ist hin, ich bin hin«, rief er verzweifelt aus.

Mit der Einschätzung lag Goldschmidt nicht falsch. Alle Berliner Großbanken waren geschwächt, die Danat-Bank am Ende. Bald folgte ein Krisentreffen von Politikern und Bankern am Samstag und Sonntag, vom 11. auf den 12. Juli. Der hektische Aktionismus erinnert frappierend an die Wochenendzusammenkunft im Oktober 2008, als im Kanzleramt die Hypo Real Estate erstmals vor der Pleite gerettet werden musste.

Im großen Konferenzsaal der Reichskanzlei in der Wilhelmstraße 77 war die Atmosphäre äußerst gespannt. Die Bankdirektoren hätten sich gegenseitig »mit Vorwürfen über ihren finanziellen Stand und über ihre Geschäftsgebarung« überhäuft, erinnerte sich Hjalmar Schacht, Reichsbankpräsident von 1923 bis 1930 und von 1933 bis 1939.

Gegenüber der Politik aber verharmlosten die Bankiers den Ernst der Lage. Der Deutsche-Bank-Chef Oskar Wassermann versicherte gar, die Lage der Großbanken sei »nicht schlechter als sonst irgendwo auf der Welt«. Sie wollten die Danat-Schieflage als Sonderfall darstellen und behandelten Goldschmidt »wie einen Pestkranken«, so Brüning in seinen Memoiren. Der Reichskanzler fragte, wie es denn um die Dresdner Bank bestellt sei: »Schon die Frage wurde als Beleidigung aufgefasst«, erinnerte sich Brüning. Drei Tage später war auch sie reif für die Rettung.

Konzepte wurden ausgearbeitet und verworfen, Vorschläge erörtert und zerredet. Am Ende waren alle überreizt, erschöpft und ratlos, als sie um vier Uhr früh am Montag das Treffen auflösten. »Man sah die Dinge wie durch einen Nebel«, so der Zeitzeuge Hans Priester. Entsprechend unklar fiel das Ergebnis aus: Die Danat-Bank wurde liquidiert, die Einlagen aber gesichert. Man glaubte tatsächlich, man könne die Turbulenzen auf die Danat-Bank begrenzen.

Wenige Stunden später brach Panik aus. Verunsicherte Anleger wollten die Institute stürmen. Die Reichsregierung verordnete darauf, die Schalter zwei Tage zu schließen, danach dauerte es noch drei Wochen, bis sie den Zahlungsverkehr wieder vollständig freigab.

Die Politik nutzte die Zeit, um ein Sanierungskonzept auszuarbeiten. So dilettantisch sie die Wochenendkrise gemanagt hatte, so gründlich arbeitete sie nun diesen langfristigen Plan aus. Was damals geschaffen wurde, existiert zum Teil noch heute.

Die heutige Bundesanstalt für Finanzdienstleistungsaufsicht (BaFin) beispielsweise leitet ihre Existenz davon ab, dass 1931 erstmals eine staatliche Aufsicht über alle deutschen Banken installiert wurde, die Grundprinzipien von damals gelten nach wie vor. Ein Reichskommissar für das Kreditwesen wurde installiert; wer ihm falsche Auskünfte erteilte, dem drohten eine Geldstrafe oder sogar Gefängnis.

Zudem eröffnete die Regierung den Banken mit der Gründung der Akzept- und Garantiebank eine neue Kreditquelle. Sie hatte den Zweck, dass sich die Banken leichter kurzfristig refinanzieren und so ihre Liquidität verbessern konnten.

Knapp eine Milliarde Reichsmark musste der Staat aufbringen, um die Bankbilanzen zu glätten, im Gegenzug übernahm die Reichsbank Aktienpakete: Sie war zu 30 Prozent an der Deutschen Bank beteiligt und zu 70 Prozent an der Commerz- und Privatbank. Die Dresdner Bank, die mit der Danat-Bank fusioniert war, kam sogar zu 91 Prozent in Staatsbesitz. Damit waren die deutschen Großbanken faktisch verstaatlicht, zumindest für einige Jahre: Bis 1936 waren die Institute wieder so solvent, dass sie die Anteile zurückkaufen konnten.

Am Ende waren zwei große Filialbanken zusammengebrochen, fast alle Vorstände hatten ihre Posten verloren. Doch die große Katastrophe konnte noch einmal abgewendet werden, das Vertrauen der Bürger in das Finanzsystem war wiederhergestellt.

Weniger glimpflich verlief die deutsche Bankenkrise für die Geschäftswelt. Die zögerliche Kreditvergabe machte vielen Unternehmen schwer zu schaffen. Klangvolle Namen wie Borsig, Flick oder auch Karstadt gerieten plötzlich in finanzielle Schwierigkeiten. Die Essener Warenhauskette war angeschlagen »und, wie es vielen schien, sogar hoffnungslos überschuldet«, so der Historiker Lothar Gall. Damals endete die Ära von Karstadt als Familienunternehmen. Fortan hatten bis in die neunziger Jahre Banken das Sagen.

In den USA ging der 1932 gewählte Präsident Franklin Delano Roosevelt noch resoluter vor. Zwei Tage nach Amtsantritt verordnete er sogenannte Bank-Feiertage: Nur die stärksten Institute durften nach gut einer Woche wieder öffnen, viele wurden unter staatliche Kuratel gestellt. Rund 2500 Häuser mussten schließen.

Im Gedächtnis aber wird Roosevelt für den »New Deal« bleiben – jenes gewaltige Konjunkturpaket, das im krassen Gegensatz zum Sparkurs stand, den zuvor Brüning in Deutschland verfolgt hatte. »Es geht darum, den Ball ins Rollen zu bringen«, empfahl der Ökonom Keynes am 31. Dezember 1933 in einem offenen Brief an Roosevelt. Diesen Rat hat der Präsident beherzigt.

Roosevelt ließ Straßen und Brücken, Schulen und Staudämme bauen, in der Spitze waren drei Millionen Menschen in öffentlichen Stellen beschäftigt. Arbeitslose Frauen bastelten Puppen, Musiker bauten Volksmusiksammlungen auf, Journalisten schrieben Reiseführer. Alles auf Rechnung des Staates.

Weg aus der Krise

Heute bezweifeln viele Historiker, dass es Roosevelts Konjunkturprogramm war, das Amerika aus der Krise gezogen hat. »Der ›New Deal‹ hat die Strukturprobleme der USA nach der Weltwirtschaftskrise nicht gelöst«, meint der Frankfurter Historiker Werner Plumpe. Tatsächlich stieg gegen Ende der 1930er-Jahre Jahre die Arbeitslosigkeit in den USA wieder an, die Wirtschaft schrumpfte erneut. Erst mit der Aufrüstung zu Kriegsbeginn entspannte sich die ökonomische Lage.

Wichtiger als die Ökonomie war wohl die Psychologie des »New Deal«: die starken Worte, die symbolhaften Taten, der griffige Slogan – das alles war dazu angetan, die Moral zu stärken.

Auch jetzt, in der schwersten Wirtschaftskrise seit der Großen Depression, schnüren die Regierungen wieder milliardenschwere Pakete in der Hoffnung, die Konjunktur damit in Schwung zu bringen. Die Programme haben die Stimmung aufhellen können. Ob sie auch in der gewünschten Weise wirken, ist aber heute so fraglich wie damals.

Zumindest einige andere Konsequenzen hat die Politik freilich aus dem Debakel von 1929 gezogen.

Es wird mehr miteinander gesprochen und abgestimmt, auf internationalen Gipfeln, aber auch in Institutionen wie dem Internationalen Währungsfonds oder der Weltbank. Niemals würde heute ein Notenbankchef der USA, Japans oder in Europa eine marktbewegende Entscheidung treffen, ohne seine Kollegen zu informieren. Vor 80 Jahren herrschte tiefes Misstrauen zwischen Berlin, Paris, London und Washington.

Und zur kollektiven historischen Erfahrung gehört auch die Erkenntnis, dass eine globale Wirtschaftskrise die Gefahr in sich birgt, protektionistische Tendenzen zu verstärken. »Über jeder modernen

Gesellschaft schwebt das Gespenst des Protektionismus«, ist eine der Lebenserfahrungen des 94-jährigen US-Ökonomen Paul Samuelson: »Vielleicht sind unserer darwinistischen Wurzeln dafür verantwortlich: Im Dschungel überlebt man nur, wenn man Fremden gegenüber vorsichtig ist.«

1930 erhöhten die Vereinigten Staaten die Zölle auf viele Importwaren massiv, mit entsprechend negativen Folgen für den US-Außenhandel. Großbritannien verabschiedete sich vom Goldstandard, wertete das Pfund ab, um seine Exportwirtschaft wettbewerbsfähiger zu machen – und provozierte damit Revancheaktionen. Die Folge: Das Volumen des Welthandels verringerte sich von 1929 bis 1933 von drei auf eine Milliarde Dollar. Der Protektionismus trug maßgeblich dazu bei, dass sich aus der Rezession überhaupt erst eine globale Depression entwickelte.

Jetzt versuchen Staaten wieder, ihre Industrien vor ausländischer Konkurrenz zu schützen: mit Zöllen, Quoten oder Subventionen. Auch Konjunkturprogramme tragen den Keim des Protektionismus in sich, schließlich ist ihre Wirkung auf den heimischen Raum begrenzt. Ein Wettbewerb entbrennt, den keiner gewinnen kann.

Es lassen sich also eine Menge Ähnlichkeiten erkennen zwischen gestern und heute. Aus solchen Parallelen kann aber niemand ableiten, was morgen passieren wird.

Der erste Unterschied: Einst brach zunächst die Börse zusammen, dann erst folgten der realwirtschaftliche Abschwung und schließlich die Bankenkrise. Heute steht die Bankenkrise am Anfang, sie hat die weltweiten Turbulenzen ausgelöst.

Heute werden zudem die Opfer der Wirtschaftskrise vom Staat aufgefangen, in Westeuropa zumindest muss dank Arbeitslosenversicherung und Sozialhilfe niemand im Elend versinken. Die »automatischen Stabilisatoren«, wie Ökonomen solche Hilfen nennen, entfalten ihre Wirkung. Sie verringern die Gefahr politischer Radikalisierung.

Was ebenfalls anders ist: Damals lebte man noch in der einfachen Welt der Wechsel. Heute bestimmen komplizierte Wetten das Finanzsystem, die eine ungeheure Hebelwirkung ausüben können: Mit überschaubarem Einsatz werden Milliarden bewegt – gewonnen und verloren. Und damals spuckte der Börsenticker die Kurse noch auf einem Papierstreifen aus, heute jagen die Nachrichten elektronisch in Echtzeit um die Welt.

Vor allem: Heute besitzen die Notenbanker das Wissen um die Abläufe, die 1929 das Geschehen bestimmten. Diese Erfahrung hat sie gelehrt, dass sie den Markt in solchen Stresssituationen mit Liquidität versorgen müssen.

Ben Bernanke, der US-Notenbankchef, hat die Zeit der Großen Depression so gründlich studiert wie kaum ein anderer. Es sei das Verdienst von US-Präsident Roosevelt gewesen, in dieser Situation »aggressiv und experimentierfreudig« vorgegangen zu sein, betont Bernanke. Und so steht er ihm darin in nichts nach. In den vergangenen Monaten hat Bernanke alle Register gezogen: die Zinsen gesenkt, die Banken gestützt, die Märkte mit Geld förmlich geflutet.

Hätte einst die Zentralbank dem Markt und den Unternehmen mehr Liquidität geboten, so Bernanke vor Jahren in einem Aufsatz, wäre »auf den Crash von 1929 wahrscheinlich nur eine mäßige Konjunkturdelle gefolgt«.

Fraglich ist bloß, ob die vermutete Lösung für die Krise von 1929 auch das richtige Konzept für jene von 2009 darstellt. Und vollkommen unklar ist, ob die Welt das Gröbste schon überstanden hat, wie viele bereits hoffen. Oder ob es doch noch schlimmer kommt. Dass man nicht zu früh Entwarnung geben darf, ist vielleicht die wichtigste Lehre aus der Geschichte, wie Warren Buffett, einer der reichsten Amerikaner der Gegenwart, leidvoll erfahren musste. Ihm erging es ähnlich wie einst Rockefeller. Er investierte gut eine Woche nach der Lehman-Brothers-Pleite im September vorigen Jahres im großen Stil in die Investmentbank Goldman Sachs. Da fing die Krise gerade erst an.

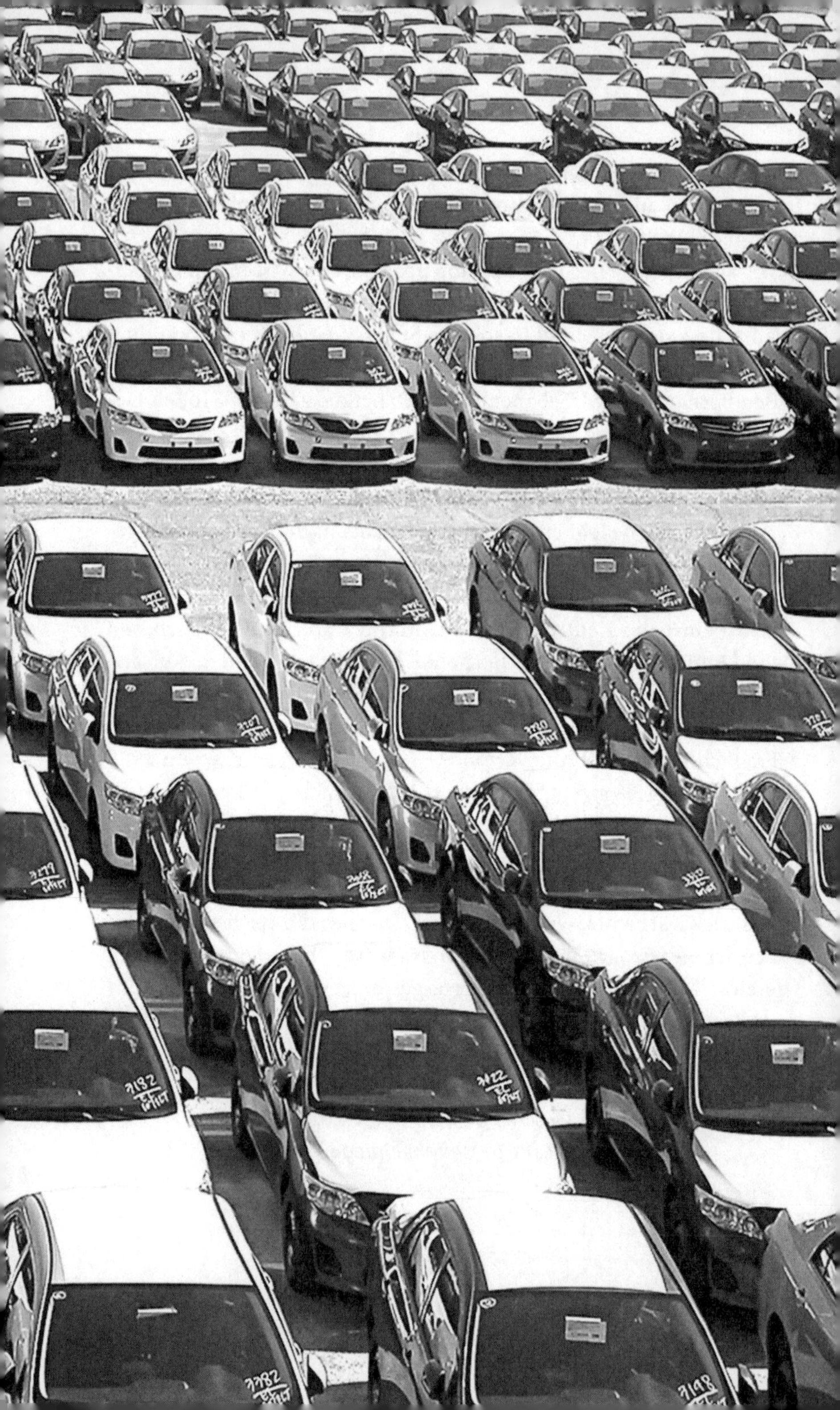

Anhang 2

Torsten Groß

Deutschlands Automobilindustrie droht ein Desaster

Der bekannte Wirtschaftswissenschaftler Ferdinand Dudenhöffer hat eine düstere Prognose für die Automobilindustrie abgegeben. Nach Einschätzung des deutschen Hochschulprofessors, der an der Universität St. Gallen lehrt, wird sich die Branche weltweit frühestens im Jahr 2025 von den Nachwirkungen der Corona-Krise erholt haben. Das ist vor allem für die deutsche Volkswirtschaft eine schlechte Nachricht. Denn der Wohlstand unseres Landes ist maßgeblich vom Kraftfahrzeugbau abhängig, der mit 436 Milliarden Euro mehr als ein Fünftel zum Gesamtumsatz des verarbeitenden Gewerbes beisteuert und 836 000 Menschen beschäftigt.

05. Mai 2020

In keinem anderen Land der Welt hat die Autoindustrie einen so großen Anteil an der heimischen Wertschöpfung wie bei uns. Wichtig auch: Etwa zwei Drittel der Einnahmen aus dem Verkauf deutscher Fahrzeuge werden im Ausland generiert. Doch dort wird die Nachfrage infolge des weltweiten Konjunktureinbruchs 2020 deutlich zurückgehen.

Dudenhöffer geht davon aus, dass der Autoabsatz in Asien im Vergleich zum Vorjahr von 32 Millionen verkauften Einheiten auf heuer 25,9 Millionen sinkt, ein Minus von über 19 Prozent. Für Nordamerika rechnet Dudenhöffer mit einem Absatzverlust von 4 Millionen Einheiten oder 20 Prozent gemessen an der Stückzahl, die 2019 erreicht wurde.

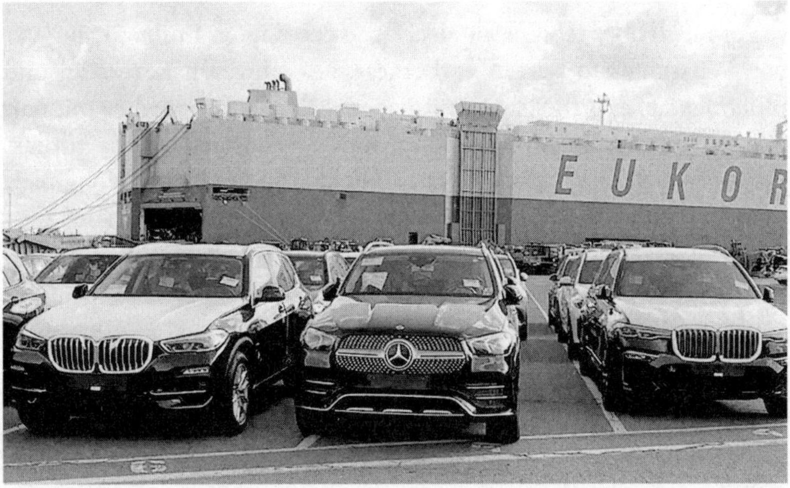

© Kopp Report / Torsten Groß

Und in Europa dürften nach den Berechnungen des Experten 2,8 Millionen Autos weniger abgesetzt werden als noch in 2019 (minus 17,7 Prozent), wobei Westeuropa wegen der schon heute hohen Marktsättigung stärker betroffen sein wird als der Osten des Kontinents, wo es in puncto Mobilität noch Nachholbedarf gibt.

Weltweit wird die Zahl der produzierten Autos im laufenden Jahr gegenüber 2019 um 14,1 Millionen Einheiten auf 65,2 Millionen einbrechen, was einem Rückgang von über 18 Prozent entspricht. Das wäre der niedrigste Stand seit 2011. Noch dramatischer sieht die Prognose für Deutschland aus. Bei uns soll der Ausstoß um 900 000 auf dann nur noch 3 800 000 Fahrzeuge sinken. 100 000 Arbeitsplätze stehen auf der Kippe. Bereits jetzt sind nach Angaben des Verbandes der Automobilindustrie (VDA) 400 000 Beschäftigte in der Branche von Kurzarbeit betroffen. Kein Wunder, dass die Hersteller auf eine möglichst schnelle Wiederaufnahme der Produktion drängen, die in einigen Werken bereits wieder anläuft, wenn auch nur eingeschränkt. Denn die Lieferketten aus dem Ausland sind fragil. Viele Fahrzeugkomponenten zum Beispiel aus Norditalien stehen wegen des Shutdowns und der Ausfuhrbeschränkungen noch nicht wieder zur Verfügung.

Vor allem aber fehlt es an Nachfrage der Käufer. In Erwartung der von Wirtschaftsforschern vorhergesagten schweren Rezession und millionenfacher Arbeitslosigkeit halten sich die Verbraucher mit teuren Neuanschaffungen wie einem Auto verständlicherweise zurück. Im Vorfeld des am heutigen Dienstag stattfindenden Telefongipfels mit Bundeskanzlerin Merkel fordert der VDA deshalb eine vom Staat finanzierte, zeitlich befristete »Neustart-Prämie« als Anreiz, um Konsumenten zum Kauf eines Neuwagens zu motivieren. Insidern zufolge soll diese Prämie nach den Vorstellungen der Branche mindestens 2 500 Euro betragen. Dieser »Sockelbetrag« könne mit zusätzlichen Boni kombiniert werden, um den Absatz umweltfreundlicher Fahrzeuge im Sinne der Klimaschutzziele – zusätzlich zum bereits bestehenden Förderprogramm Elektromobilität (FEM) – zu unterstützen. Auch Jahreswagen sollen in das Prämienmodell

Ob sich die Branche mit diesen weitreichenden und für den Steuerzahler kostspieligen Forderungen wird durchsetzen können, bleibt abzuwarten. Eine politische Entscheidung soll heute noch nicht getroffen werden. Kritiker sehen in der Kaufprämie eine ungerechtfertigte Bevorzugung der Autoindustrie gegenüber anderen Branchen, die wirtschaftlich ebenfalls mit dem Rücken zur Wand stehen.

Im Übrigen stellt sich die Frage, ob sich der gewünschte Effekt in der jetzigen Phase tatsächlich einstellen würde. Denn noch ist die Corona-Epidemie nicht ausgestanden, eine zweite oder gar dritte Infektionswelle, wie sie zum Beispiel bei der Spanischen Grippe der Jahre 1918/1919 auftrat, könnte eine erneute Verschärfung des Lockdowns durch die Politik zur Folge haben – ein Szenario, das von den Mainstream-Medien gestützt auf die Aussagen des Robert Koch Instituts (RKI) und anderer einschlägig bekannter Virologen jeden Tag aufs Neue an die Wand gemalt wird. Solange diese Unsicherheit besteht, werden auch großzügige Kaufprämien die Konsumenten nicht dazu verleiten, in Scharen in die Autohäuser zu strömen. Notwendig sind eine langfristige Perspektive im Umgang mit dem Virus und ein politisches Konzept, das ein höchstmögliches Maß an Gesundheitsschutz vor allem für die besonders gefährdeten Gruppen der Bevölkerung gewährleistet, ohne dabei die Wirtschaft zu ruinieren. Daran fehlt es in Deutschland auch Monate nach dem Ausbruch der Pandemie bis heute.

Experte Dudenhöffer prognostiziert, dass sich der weltweite Automarkt erst 2025 wieder erholt haben wird. Erst dann könnten die Absatzzahlen des Jahres 2019, dem letzten Jahr von Corona, wieder erreicht beziehungsweise leicht übertroffen werden. Von dieser Entwicklung dürfte Asien überproportional profitieren, weil hier die Motorisierung der Bevölkerung in vielen Ländern deutlicher geringer ist als in den Industriestaaten Nordamerikas und Europas.

Bis diese lange Durststrecke überwunden ist, wird es zu einer Schrumpfung der Branche kommen, um die bestehenden Überkapazitäten abzubauen, die Dudenhöffer auf 25 Prozent beziffert. Unabhängig von der aktuellen Krise wird dieser Strukturwandel zahlreiche gut bezahlte Jobs in der Automobilindustrie kosten, auch bei uns.

Eine zusätzliche Belastung speziell für die deutschen Hersteller resultiert aus der politischen Verteufelung des Dieselmotors und dem aus Gründen des »Klimaschutzes« erzwungenen Umstieg auf elektrisch betriebene Fahrzeuge, deren Produktion deutlich weniger Teile und damit auch Arbeitskräfte insbesondere bei den Zulieferern erfordert.

Der Autobranche stehen also schwere Zeiten ins Haus. Die Maßnahmen zur Bekämpfung der Virus-Pandemie haben die Lage noch einmal deutlich verschärft. Darunter werden hierzulande vor allem solche Bundesländer zu leiden haben, die große Produktionsstandorte beherbergen, etwa Niedersachsen mit VW in Wolfsburg, Nordrhein-Westfalen (Ford), Baden-Württemberg (Daimler-Benz, Porsche) und Bayern (BMW, Audi).

Ganze Regionen, in denen der Automobilbau wirtschaftlicher Taktgeber ist, droht der Niedergang, wenn dort in größerem Maßstab Jobs und damit Kaufkraft verloren gehen. Dafür verantwortlich sind Fehlentscheidungen der Politik, die nicht nur in der Corona-Krise, sondern schon zuvor getroffen worden sind!

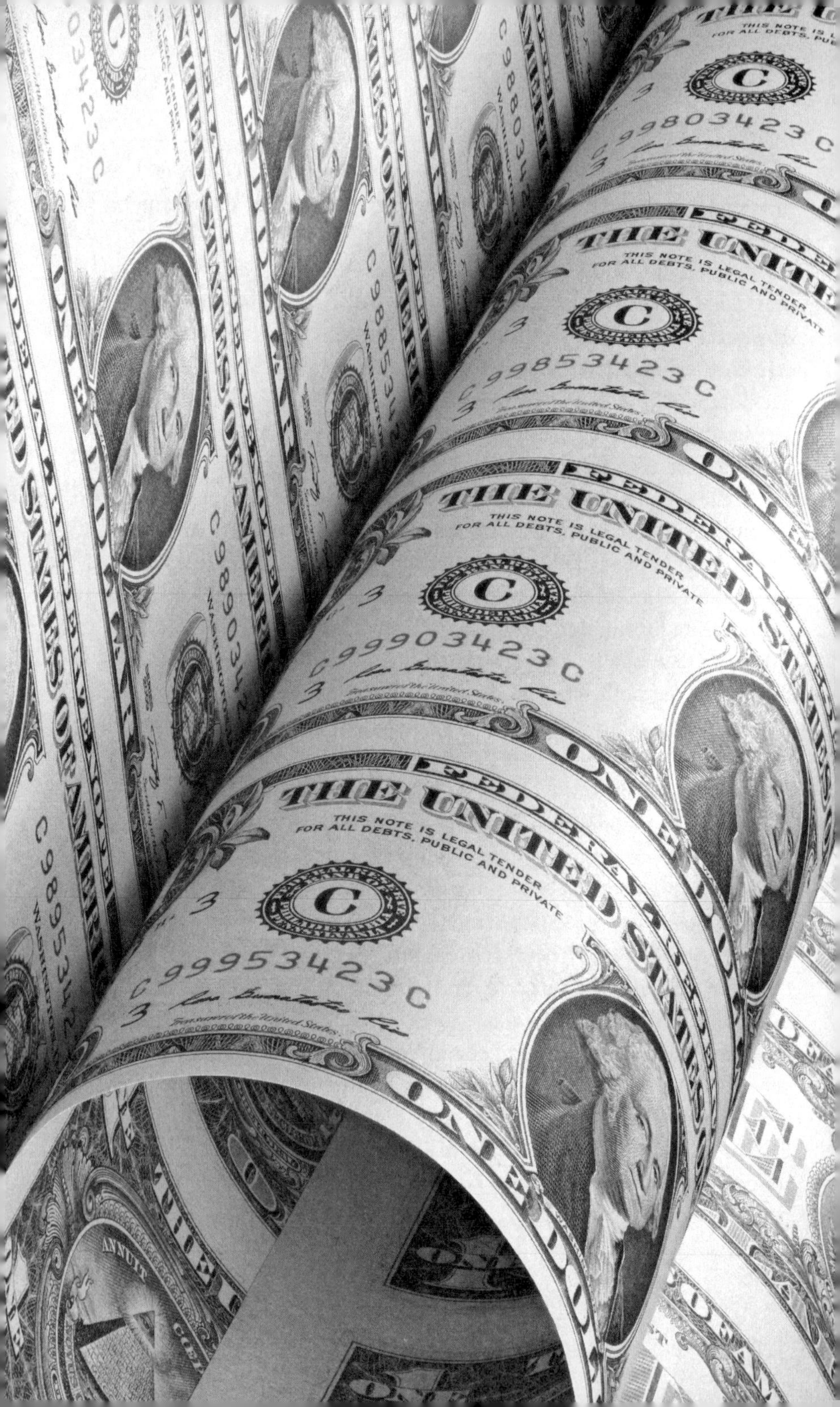
THE UNITED
THIS NOTE IS LEGAL TENDER
FOR ALL DEBTS, PUBLIC AND PRIVATE
C
C 99803423 C
C 99853423 C
C 99903423 C
C 99953423 C
ANNUIT

Anhang 3

Totalkatastrophe für das Währungssystem

von Egon von Greyerz

19. Mai, 2020 (Original in Englisch vom Mittwoch, 13. Mai, 2020)

Während der Nasdaq ein neues Jahreshoch markiert, fällt die Welt jenseits der Aktienmarkt-Zeitbombe auseinander. Berichten der UN-Sonderorganisation IAO (Internationale Arbeitsorganisation) zufolge sollen zum Beispiel 1,6 Milliarden Arbeitsplätze in der Weltwirtschaft bedroht sein. Das ist die Hälfte des globalen Arbeitskräftepotenzials von 3,3 Milliarden Menschen. Besonders bedroht sind jene 2 Milliarden Menschen, die in der informellen Wirtschaft (Schattenwirtschaft) arbeiten. Der größte Teil dieser bedrohten Menschen hat nach Aussagen der IAO mit schweren Folgen zu rechen: kein Einkommen, kein Essen und keine Sicherheit. Wir haben es mit einer menschlichen Tragödie von immensen Ausmaßen zu tun, und die Menschen im Westen wissen nichts davon.

Großbritannien: Die Hälfte der erwachsenen Bevölkerung wird vom Staat bezahlt

Schauen wir nach Großbritannien, wo 23 Millionen Menschen – die Hälfte der erwachsenen Bevölkerung – jetzt Staatszahlungen erhält. Dazu zählen Menschen, die in Kurzarbeit geschickt werden, die

Arbeitslosenunterstützung beziehen, oder aber Menschen, die im öffentlichen Sektor arbeiten und Renten beziehen. Wir haben hier einen unglaublich hohen Bevölkerungsanteil, der ohne produktiven Beitrag gratis Geld bezieht. Ja, der menschliche Aspekt ist natürlich unglaublich wichtig und Menschen in Leid sollte geholfen werden. Das Problem ist nur: DIESES GELD GIBT ES NICHT. Was die Hälfte der erwachsenen Bevölkerung bekommt, ist Geld, das nicht existiert, sondern schlicht und ergreifend aus dem Nichts herbeigedruckt wird und keinen realen Wert hat.

Tatsächliche US-Arbeitslosenquote bei 39 %

Nehmen wir die USA als Beispiel: Prognosen zufolge liegt das BIP für das 2. Quartal bei -35 %. Mehr als 20 Millionen Menschen haben ihre Arbeit verloren; kleine wie große Unternehmen fallen in ein schwarzes Loch. Die meisten dieser 20 Millionen Menschen haben keine Ersparnisse und könnten keinen Monat ohne staatliche Unterstützung überleben. Berechnungen von ShadowStats zufolge liegt die tatsächliche Arbeitslosenquote in den USA jetzt bei 39 %. Gerade im Vergleich zu jenen 25 %, die während der Depression der 1930er erreicht wurden, ist das eine erschütternde Zahl!

Sollte sich die Welt jetzt in einem enormen, langfristigen Abschwung befinden, wovon ich ausgehe, dann werden viele dieser 20 Millionen Menschen ihre Arbeitsplätze nie wieder zurückbekommen. Das bedeutet entweder kein Einkommen, kein Essen und keine Bleibe, oder der Staat steht diesen Menschen dauerhaft bei. Beides wird ins Verderben führen! Kein Einkommen bedeutet Elend, Krankheit und letztlich auch eine große Zahl sterbender Menschen. Geldschöpfung ist leider auch keine Lösung. Sobald massiv Geld geschöpft wird, setzt starke Währungsentwertung ein, und mit folgender Hyperinflation kommt dann der totale Wertverlust. Man braucht nur nach Venezuela zu schauen, wo große Bevölkerungsteile gerade ums Überleben kämpfen.

Es gibt keine Lösung

Das besonders Traurige an der aktuellen Wirtschaftskrise ist, dass es keine Lösung gibt. Niemand darf glauben, dass das Coronavirus die Ursache dieser Weltkatastrophe ist. CV war der Auslöser, die ursächlichen Probleme gab es aber schon seit Langem. Die Große Finanzkrise (GFK) von 2006 bis 2009 wurde vorübergehend und notdürftig mit Geldschöpfung in Billionenhöhe repariert – jedoch nie gelöst. Die GFK war nur eine Probe, und jetzt steht die Welt vor dem unausweichlichen Zusammenbruch des Finanzsystems.

Zentralbanken-Panik schon im Herbst 2019

Dass etwas faul war (im Staate Dänemark …) mit dem Zustand der Welt, wurde im Spätsommer/ Frühherbst 2019 überdeutlich. Die EZB stellte zum zweiten Mal klar, dass sie alles Notwendige unternehmen werde. Anschließend begann die Fed mit ihren Tages- und Wochen-Repos im Umfang von Hunderten Millionen Dollar. Allerdings erfuhren wir nie die Gründe für die Panikmaßnahmen dieser Zentralbanken. Absolut klar ist aber: Das Finanzsystem bröckelt unter den massiven Schulden- und Derivatelasten.

Und dann wurde im Februar/März dieses Jahres die fragile Weltwirtschaft vom schrecklichsten Impulsgeber – in Form einer Pandemie – getroffen, zum denkbar schlechtesten Zeitpunkt. Meiner Ansicht nach wäre die mit Schulden und Defiziten vollgestopfte Weltwirtschaft auch ohne das Coronavirus zusammengebrochen. Doch CV verstärkt das Problem drastisch, da es für einen deutlich beschleunigten Wirtschaftseinbruch sorgen wird.

Die aktuellen Maßnahmen der Zentralbanken weltweit werden nicht den geringsten Unterschied für die Rettung der Weltwirtschaft machen. Ein Schuldenproblem lässt sich nicht mit noch mehr Schulden lösen. Eine Zeit lang war es den Bankern gelungen, der Welt weiszumachen, dass Geldschöpfung aus dem Nichts Vermögen hervorbringen könne. Doch in Kürze wird die Welt erkennen, dass eben das nicht geht. Seit Beginn der letzten Krise hat sich die globale Verschuldung mehr als verdoppelt. 2006 lag sie bei 125 Billionen Dollar und heute beträgt sie mehr als 270 Billionen Dollar. Mit Blick auf die aktuelle Geldschöpfung wird diese Zahl bald auf über 300 Billionen Dollar steigen und später um weitere Hunderte Billionen Dollar anwachsen.

Irrationale Überschwänglichkeit unangebracht

Vor dem Hintergrund eines offensichtlich globalen Zusammenbruchs ist es vollkommen unverständlich, dass Aktienmarktinvestoren seit 7 Wochen auf Schnäppchenjagd sind. Sie scheinen die Weltwirtschaft vollkommen auszublenden. Ihr Fokus liegt allein auf den Liquiditätsspritzen, die in Form wertlosen Geldes verabreicht werden. Diese Investoren scheinen zu glauben, dass Finanzierung über allem anderen steht und völlig losgelöst von allen anderen Weltgeschehnissen existiert.

Allem Anschein nach glauben solche Investoren, dass es in der Ökonomie nur einen wichtigen Sektor gäbe – Finanzierung und Geldschöpfung. Je stärker die Wirtschaft abkühlt, desto mehr Geld wird gedruckt, und Aktienmarktinvestoren lieben das. Deswegen hat der Nasdaq Composite auch gerade ein neues Jahreshoch markieren können. Das ist einfach wirklichkeitsfern. Die Weltwirtschaft ist völlig gelähmt, doch wen kümmert das, wenn Geldschöpfer bereitstehen, die einfach so Billionen aus dem Nichts erschaffen können.

Und wen kümmert es, ob Unternehmen rentabel sind, wenn Zentralbanken all das Geld produzieren können, das die Welt braucht. Es ist also ein großes Glück für diese Investoren, dass das Geldgeschäft boomt und Euphorie am Aktienmarkt erzeugt. Um Geld am Aktienmarkt zu verdienen, müssen Unternehmen nicht einmal Güter produzieren. Man braucht nichts weiter als einen freundlichen Zentralbanker, der einfach druckt. Zumindest bis jetzt!

Der finale Zusammenbruch lässt sich nicht verhindern

Diese Investoren erkennen Folgendes nicht: »Es gibt keine Möglichkeit, den finalen Zusammenbruch eines Booms zu verhindern, der durch Kreditexpansion erzeugt wurde.« Das sind die Worte Ludwig von Mises, des weisen Vertreters der Österreichischen Schule. Ich empfehle Ihnen dringend, seine Aussage unten zu lesen:

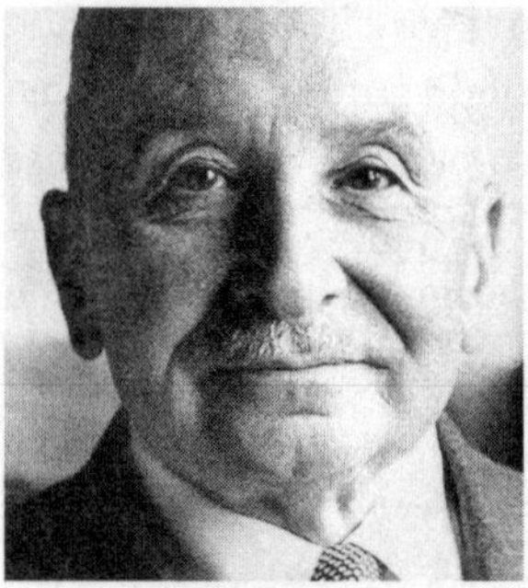

© Ludwig von Mises Institute / commons.wikimedia.org

»Es gibt keine Möglichkeit, den finalen Kollaps eines Booms zu vermeiden, der durch Kreditexpansion hervorgerufen wurde. Die Alternative ist nur, ob die Krise durch einen freiwilligen Ausstieg aus der weiteren Kreditexpansion früher kommt oder ob sie später als totale und finale Katastrophe des Währungssystems eintritt.«

Ludwig von Mises

Zentralbanken und Staaten drucken jetzt mehr Geld, und daran sehen wir ganz deutlich, dass es ein freiwilliges Abstandnehmen von Geldschöpfung nicht geben wird.

Stattdessen befindet sich die Welt jetzt in der finalen Phase der Kreditexpansion, die zu Hyperinflation führt und zur »totale[n] Katastrophe für das betreffende Währungssystem«.

Traurigerweise ist all das vollkommen unausweichlich.

Also: Mit welchen Folgen für die Märkte werden wir in den kommenden Wochen und Monaten wahrscheinlich zu rechnen haben?

Märkte

Die irrationale Überschwänglichkeit an den Aktienmärkten wird bald zu Ende gehen. Es könnte schon nächste Woche so weit sein oder aber noch ein paar Wochen dauern. Doch sobald dieses Ende kommt, wird ein für Aktienmarktinvestoren schockierender Kursverfall beginnen, der mindestens so schlimm werden wird, wie der erste Einbruch. Langfristig sehen wir Aktienmarktverlusten von effektiv mehr als 95 % entgegen.

Gold bei 20 000 Dollar

Werfen wir einen Blick auf das Dow/Gold-Verhältnis: 1999 markierte das Verhältnis mit 45 seinen Höchststand, heute steht es bei 13,7. Seit 2011 befand es sich in einer Aufwärtskorrektur, doch jetzt hat es wieder auf den Abwärtstrend umgeschwenkt. Diese Korrektur ähnelt stark der Korrektur, die es in den 1970er Jahren gegeben hatte. Achten Sie auf die roten Pfeile im Diagramm auf der nächsten Seite.

Das Faszinierende an diesem 200-Jahre-Chart ist die Amplitude der Bewegungen. Seit der Gründung der Fed 1913 und der Abschaffung der Goldbindung in den meisten Ländern (zuletzt durch die USA im Jahr 1971) lassen sich im Chart große Ausschläge erkennen. Zudem bildeten sich, im Vergleich zur Zeit vor 1913, stark übertriebene Hochs und Tiefs. Die Ursache dafür waren konstante Eingriffe sowie Marktmanipulation durch Zentralbanken. Heute gibt es keine echten Märkte mehr. Die Kurse werden in einem Casino bestimmt, das kaum noch Ähnlichkeit mit der Realität hat. Die Kreditexpansion und das Falschgeld haben dazu geführt, dass für praktisch alle Finanzinstrumente

Scheinkurse gelten. Falls Sie es nicht glauben, warten Sie einfach ab, was demnächst an den Märkten passieren wird.

Wie man im **Dow/Gold-Chart** sehen kann, liegt das nächste Ziel im Verhältnis wahrscheinlich bei 0,5:1 oder darunter. 1980 stand es bei 1:1 (Dow 850 und Gold 850 Dollar). Die Trendlinie verläuft jetzt in Richtung 0,5 – und das bedeutet, dass **der Dow im Verhältnis zu Gold in den nächsten Jahren wahrscheinlich um mindestens 96 % fallen wird.** Meiner Ansicht nach könnte es sogar zu einer Überreaktion kommen, die das Verhältnis deutlich tiefer sinken lässt.

Zentralbanken haben seit 1913 falsche Märkte geschaffen

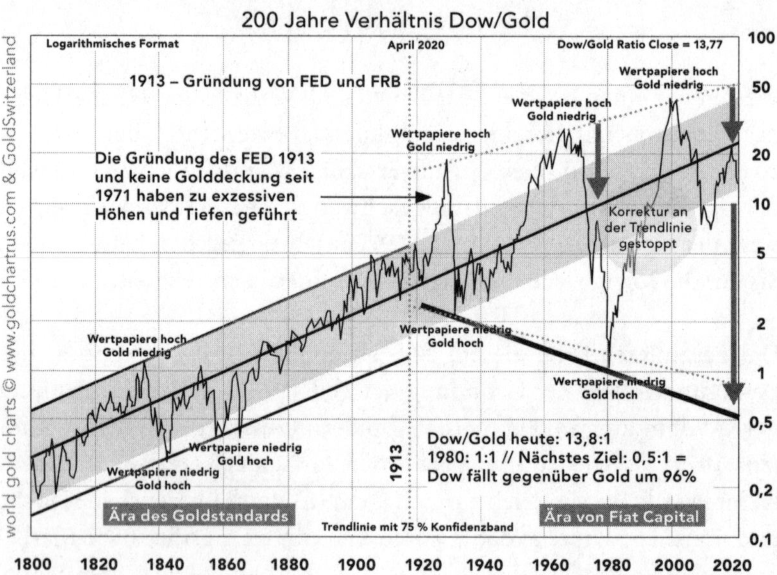

Doch selbst wenn der Dow nur auf, sagen wir, 10 000 Punkte fallen sollte, so würde das – bei 0,5 im Dow/Gold-Verhältnis – bedeuten, dass **der Goldpreis bei 20 000 Dollar** stünde, was meiner Überzeugung nach überaus wahrscheinlich ist, auch ohne hohe Inflation.

Silber bei 1666 Dollar

Noch interessanter ist das Dow/Silber-Verhältnis. Das Gold/Silber-Verhältnis steht aktuell bei über 100, doch in den nächsten Jahren wird es wahrscheinlich wieder seinen langfristigen Durchschnitt von 15 erreichen.

Verhältnis Gold/Silber 1720 – 2020

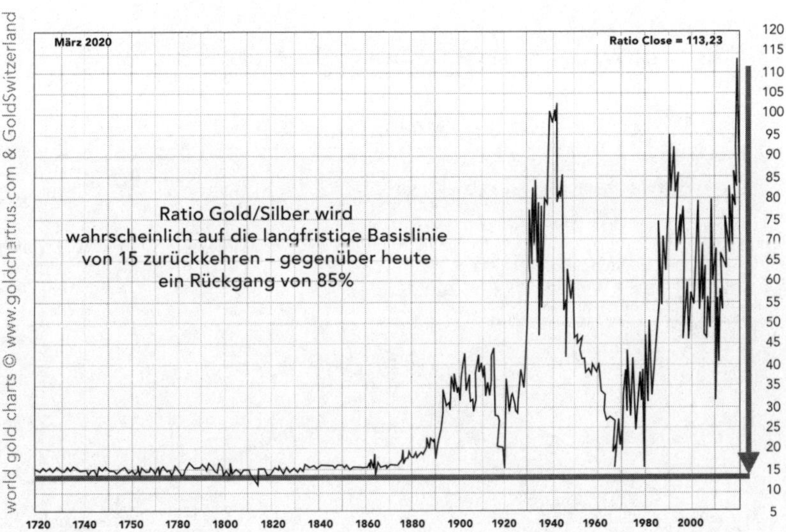

Der Blick auf das Dow/Silber-Verhältnis zeigt uns nun, dass traditionelle Investments im Vergleich zu physischen Anlagen vollständig einbrechen werden, insbesondere im Vergleich zum drastisch unterbewerteten Silber. Aktuell steht das Verhältnis bei 1573:1 Im Jahr 1980 stand es bei 17:1. Sollte das Verhältnis auf die langfristige Trendlinie fallen, könnte sogar die Marke von 6 Punkten erreicht werden. **Das entspräche einem 99,6 %igen Einbruch des Dow/Silber-Verhältnisses im Verlauf der nächsten Jahre.** Abhängig von der Betrachterperspektive ist das entweder spektakulär oder vernichtend. Also: Silber wird in den kommenden Jahren wahrscheinlich besser abschneiden als die meisten anderen Investments und enorme Gewinne generieren. Man darf aber nicht vergessen, dass Silber auch unglaublich volatil ist und sich nicht für Witwen oder Waisen eignet. Unseren Anlegern empfehlen wir, 20–25 % Silber zu halten und 75–80 % Gold, um friedlich schlafen zu können.

Dow fällt gegenüber Silber um 99,6%

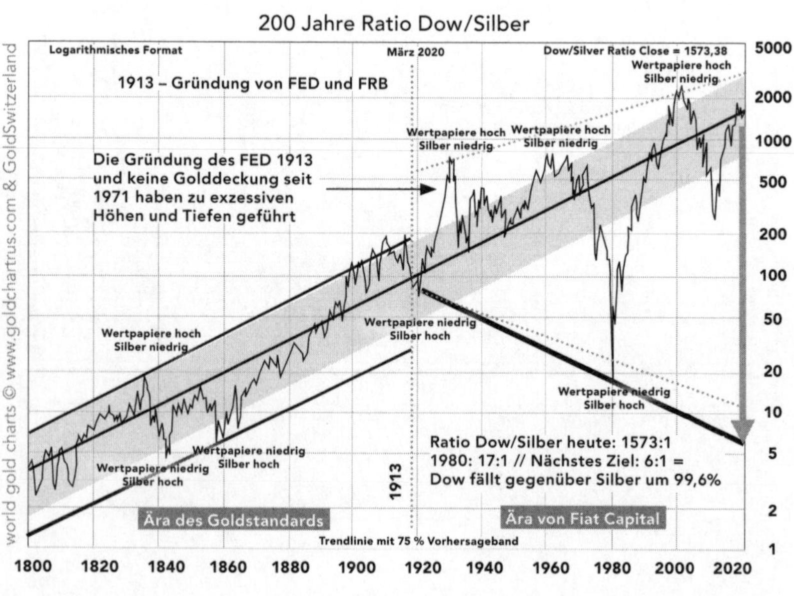

Sagen wir, der Dow sinkt in den nächsten Jahren auf 10 000 Punkte. Bei einem Dow/Silber-Verhältnis von 6 kämen wir also **auf einen Silberpreis von 1666 Dollar.** Sicherlich nicht unmöglich.

Bei den wichtigen Bewegungen der Metallkurse ist in der Regel der Silberkurs führend. Seit Mitte März ist das Gold/Silber-Verhältnis von 126 auf heute 110 gefallen, und es sieht ganz so aus, als ob es in Kürze noch stärker fallen wird. Silber steigt jetzt etwas schneller als Gold, und für eine Wiederaufnahme des Aufwärtstrends bei den Metallen sollte genau das passieren.

Ich gehe also davon aus, dass eine große Aufwärtsbewegung bei Gold und Silber unmittelbar bevorsteht. Doch meine Warnung an Investoren bleibt bestehen: Metalle hält man nicht für Gewinne, die in wertlosem Papiergeld gemessen werden, sondern aus Gründen des finanziellen Überlebens und zum Schutz des eigenen Vermögens vor einem zusammenbrechenden Finanzsystem.

Anmerkungen des Buchautors

Mit der Analyse der jetzigen Lage zur Weltwirtschaft stimme ich völlig überein. Auch halte ich die irrationalen Übertreibungen bzw. Spekulationen an den Aktienmärkten für gefährlich und nicht nachvollziehbar.

Kritik

Gold bei 20000 Dollar: *Einen solch hohen Goldpreis werden weder die Zentralbanken noch die regierungsähnlichen Organisationen zulassen. Viel mehr wird der Goldpreis weiterhin nach unten gedrückt.*

Im übrigen läßt der Artikel die Gefahr eines Goldverbotes (für Deutsche) völlig außeracht.

~

Volker Nied

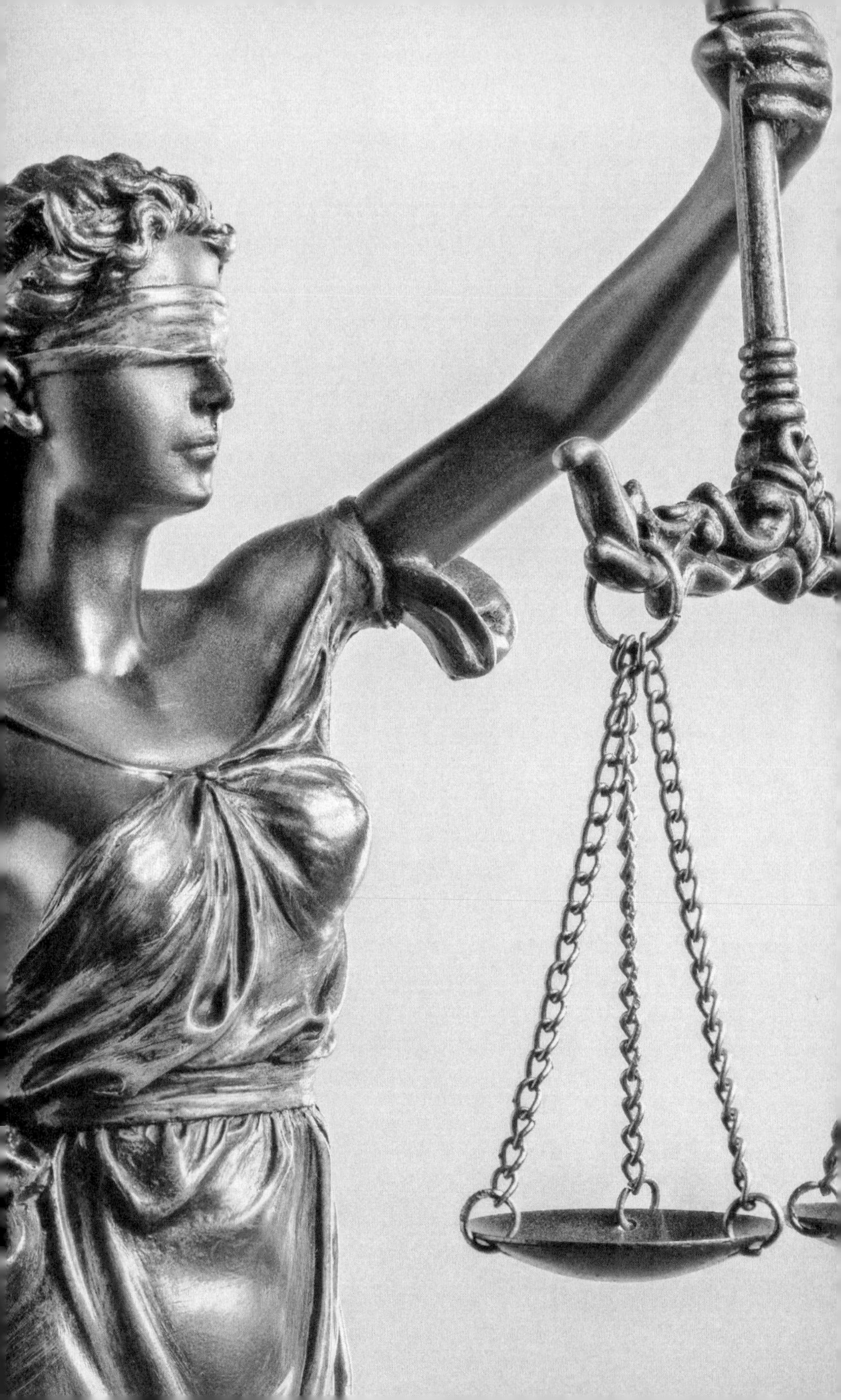

Anhang 4

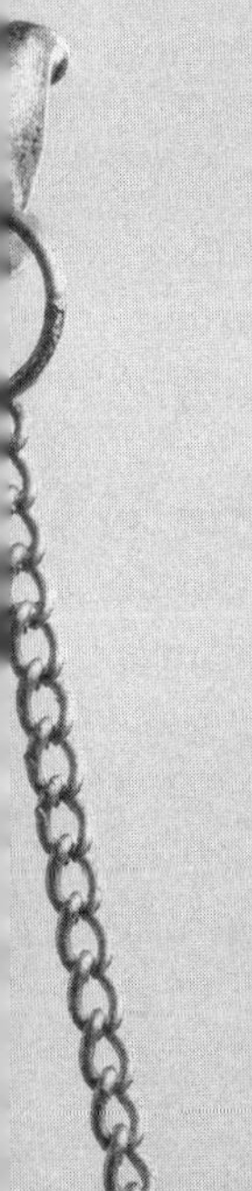

Lastenausgleichsgesetz

Kommentar: Infos und Inhalt

zum Reprint

Das Lastenausgleichsgesetz als Kommentar von 1953 wurde komplett neu aufgelegt. Im Reprint finden Sie die kompletten Paragraphen des Lastenausgleichsgesetzes sowie die Darstellung der Gesetzessystematik – begleitet von juristischen Fallbeispielen.

Das Lastenausgleichsgesetz wurde 1952 von der damaligen Bundesregierung beschlossen, nachdem zuvor im Jahre 1948 eine Währungsreform durchgeführt worden war.

Mit der durchgeführten Währungsreform wurden alle Reichsmarkbestände – Banknoten, Bankguthaben, Anleihen, Verträge etc. – in die Deutsche Mark umgewandelt. Zuvor gab es jedoch einen Währungsschnitt von durchschnittlich 1:10.

Sachvermögen waren jedoch nicht von der Währungsreform betroffen. Deshalb wurden mittels des Lastenausgleichsgesetzes die Sachvermögen und sonstigen Vermögenswerte mit einer außerordentlichen Vermögensabgabe von 50 % des Wertes belegt (Lastenausgleich).

Ein weiteres Ziel des Lastenausgleichsgesetzes war es, die »Gewinner« der Währungsreform mit Sonderabgaben zu belegen: Schuldner hatten nach dem Währungsschnitt von 1:10 plötzlich 90% geringere Verbindlichkeiten. Deshalb wurden den Schuldnern Kredit- und Hypotheken-Gewinnabgabenn in Höhe von 50% auferlegt.

Der frühere Gesetzestext steht kaum mehr zur Verfügung – als Kommentar schon gar nicht.

Mit freundlicher Genehmigung des früheren Verlages sowie der Erben des Copyrights wurde der Kommentar zum Lastenausgleichsgesetz des Franz Vahlen Verlages aus dem Jahr 1953 neu aufgelegt.

Der vorliegende Reprint des Kommentares zum Lastenausgleichsgesetz von 1952 gibt einen Überblick über die Systematik der Sondervermögensabgaben und erklärt den Mechanismus im Detail. Zudem erläutert der Kommentar eine Vielzahl an damals zu klärenden Sachverhalten.

Dieser Kommentar war zu seiner Zeit ein unerlässlicher Ratgeber für alle Vermögenden, Steuerberater, Finanzbeamten etc.

Insbesondere enthält der Kommentar / Reprint die wichtigen Paragraphen 19 bis 227. Diese regeln die Vermögensabgaben (Ausgleichsabgaben). Diese Paragraphen sind heute weitgehend von der Veröffentlichung ausgeschlossen und nicht mehr erhältlich.

Für künftige, außerordentliche Vermögensabgaben, die im Rahmen einer künftigen Währungsreform erlassen werden, wird dieser Kommentar ein unerlässlicher Ratgeber sein.

→ Buchausgabe: 768 Seiten zzgl. 20 Seiten Vorspann
→ ISBN 978-3-00-065150-2

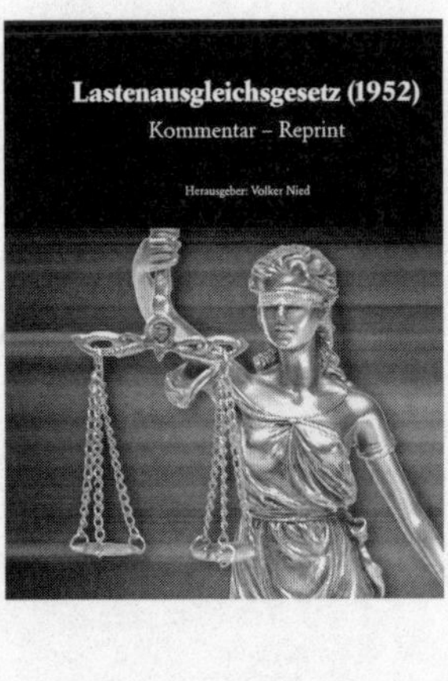

Die Reprint Ausgabe kann direkt beim Kopp Verlag bestellt werden.

Lastenausgleichs-gesetz

nebst Durchführungsverordnungen, Erlassen (einschl. Berlin), Tabellen und Steuerkurswertverzeichnis auf den 31. 12. 1948

Erläutert von

Arno Schulze-Brachmann
Ministerialrat
Leiter des Steuerreferats im Bundesministerium für Wirtschaft

Dr. Heinz Meilicke
Honorarprofessor für Steuer- und Wirtschaftsrecht
Rechtsanwalt und Notar, Steuerberater

Günter Georgi
Rechtsanwalt
Mitglied der Geschäftsführung des Bundesverbandes der Deutschen Industrie

1953
Verlag Franz Vahlen GmbH
Berlin und Frankfurt a. M.

Vorwort

Vier Jahre lang seit der Währungsreform vom Juni 1948 ist das Lastenausgleichgesetz gestaltet worden. Am 1. September 1952 hat es im Bundesgebiet endlich Gesetzeskraft erlangt. Es enthält in zwei Hauptabschnitten die **Ausgleichsabgaben,** die die bisher im Bundesgebiet erhobene Soforthilfeabgabe und die Umstellungsgrundschulden ersetzen, und die **Ausgleichsleistungen.**

Die drei **Ausgleichsabgaben — Vermögensabgabe, Hypothekengewinnabgabe** und **Kreditgewinnabgabe** — gelten als am Tage der Währungsreform entstanden. Sie sollen in den ersten Jahren etwa 1,7 Milliarden DM jährlich erbringen und auf Jahrzehnte hinaus — die Kreditgewinnabgabe bis 1973, die Hypothekengewinnabgabe und die Vermögensabgabe bis 1979 — erhoben werden.

Die Rückbeziehung auf den Tag der Währungsreform und die jahrzehntelange Erhebungsdauer auf Grund eines am Tage der Währungsreform vorhandenen Tatbestandes haben über die abgaberechtlichen Vorschriften hinaus zahlreiche handelsrechtliche und privatrechtliche Regelungen erforderlich gemacht.

Vom Standpunkt der Interessenlage der Wirtschaft die steuerlichen Vorschriften zu beleuchten und Zusammenhängen zwischen dem Steuerrecht, Handelsrecht, Privatrecht und Bilanzrecht nachzuspüren, haben sich die Verfasser, die sämtlich der Wirtschaft nahestehen, zur Aufgabe gestellt. Dabei sind alle bisher erlassenen Durchführungsverordnungen und Erlasse einschließlich des Steuerkurszettels abgedruckt. Die für den praktischen Gebrauch notwendigenGegenwartswerte der Vermögensabgabe und Kreditgewinnabgabe sind in einer Tabelle dem Buch beigegeben. Nach Maßgabe des etwa noch anfallenden Stoffes in Durchführungsverordnungen und Erlassen sind Ergänzungen dieses Bandes in Aussicht genommen.

Inhaltsverzeichnis

Schlagwortverzeichnis

Bedeutung der Ziffern: Ziffern ohne Zusatz = Paragraphen des LAG. Ziffern hinter einem Komma = Anmerkungsziffer des betr. Paragraphen. „Vor 60, 4“ bedeutet: Vorbemerkung zu §§ 60 bis 73 Anm. 4. Die Fundstellen für andere Bezeichnungen ergeben sich aus der Gliederung des Inhaltsverzeichnisses.

A

Bedeutung der Ziffern: Ziffern ohne Zusatz = Paragraphen des LAG. Ziffern hinter einem Komma = Anmerkungsziffer des betr. Paragraphen. Die Fundstellen der anderen Bezeichnungen ergeben sich aus der Gliederung des Inhaltsverzeichnisses.

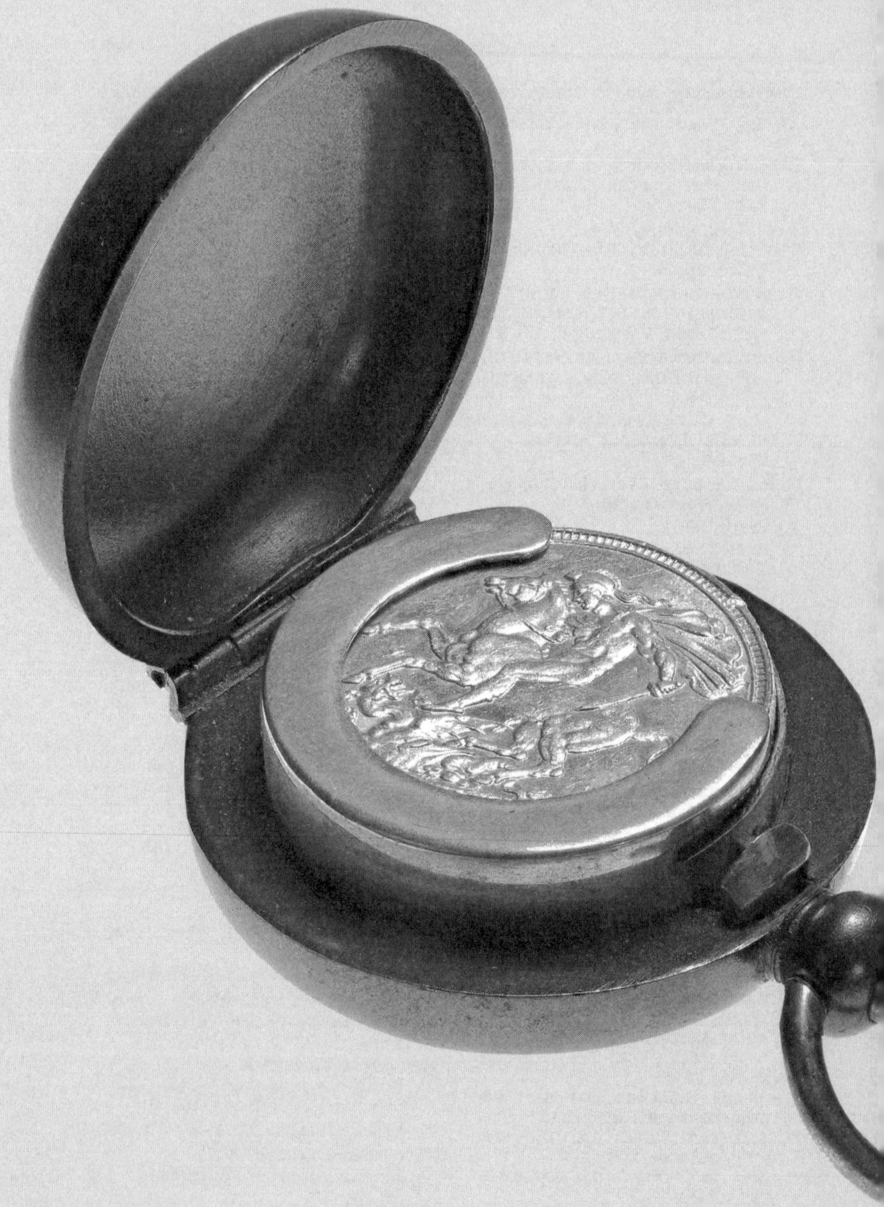

Anhang 5

Goldinvestments – historisches Gold

Für in Deutschland lebende Anleger sind folgende historischen Münzen von Interesse:

- 20 Goldmark Wilhelm I und Wilhelm II – keine teuren, seltenen Jahrgänge
- 20 Franken Helvetia – nur ganz geringe Mengen auf dem Markt
- 20 Franken Vreneli – aber nur die frühen Jahrgänge bis 1920
- 20 Francs Napoleon III, Marianne – sehr zahlreich vorhanden
- 100 Francs Napoleon III, Hercules, Marianne – sehr schöne Münzen (mit 29 Gramm fein – fast eine Unze Gold)

Am günstigsten und in größeren Mengen vorhanden sind noch die Französischen Francs.

Auch finden Sie in diesem Anhang eine Aufstellung einer Auswahl europäischer Goldmünzen, die mindestens 100 Jahre alt sind – die jeweiligen Goldgewichte sind mit aufgeführt.

Bitte beachten Sie aber, dass bei der derzeitig sehr hohen Nachfrage nach physischem Gold die Vorräte schnell weg sein könnten.

Von reinen Sammlermünzen sollten Sie zur reinen Vermögensabsicherung eher Abstand nehmen: Im Krisenfall reduziert sich der Wert der numismatischen Münzen auf den reinen Metallwert.

Achten Sie auf jeden Fall beim Kauf von historischen Goldmünzen, dass Sie zu einem renommierten Händler gehen. Dieser mag zwar etwas teuer sein, aber Sie erhalten dann keine Fälschungen.

Falls Sie eines Tages keine historischen Goldmünzen mehr zu bezahlbaren Preisen erhalten, könnten Sie erwägen, goldene Taschenuhren zu kaufen – vorzugsweise in 18 Karat Gold.

Hierzu brauchen Sie aber den Rat eines »Kenners«.

Oder wenden Sie sich an eines der folgenden Auktionshäuser:

- Auktionshaus Klöter, Schloß Dätzingen / Herr Zeifang
- Cortrie Auktionen, Hamburg
- Henry's Auktionshaus, Mutterstadt
- Crott Auktionen, Mannheim – nur sehr hochpreisige Uhren

Haftungsausschluss:

Die Auswahl der obigen vier Uhren-Auktionshäuser wurde mit größtmöglicher Sorgfalt erstellt. Dennoch übernimmt der Autor keinerlei Haftung für Verkäufe der Auktionatoren.

~

Auch sei zu berücksichtigen, dass Gold nur ein sekundäres Investment sein sollte.

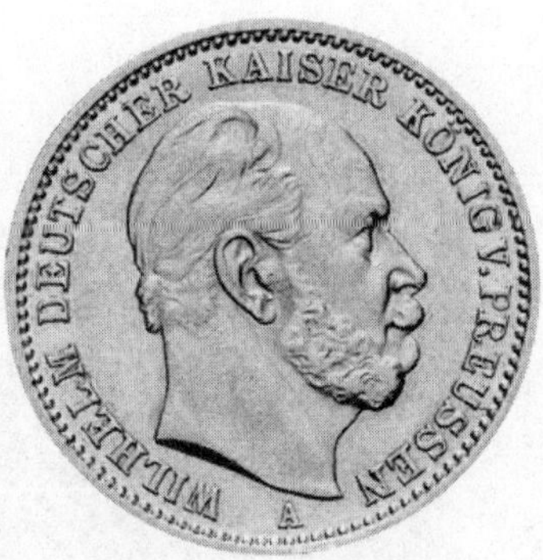

20 Goldmark
Wilhelm I

Sobald Gold künftig durch (internationale) Goldverbote »geächtet« wird, könnte Gold über viele Jahre nur noch ein zweitrangiges Interesse finden.

Historisches Gold wird dann eher ein Investment für künftige Generationen sein – für den direkten Zugriff in einer »Großen Depression« möglicherweise nicht. Behalten Sie dies bitte immer im Auge.

Wichtiger Hinweis

Meine Einschätzung, dass historisches Gold voraussichtlich von einem künftigen Goldverbot ausgenommen wird, beruht auf dem Blick in die Geschichte Deutschlands und anderer Länder. Es ist davon auszugehen, dass künftig wieder in der gleichen Weise verfahren wird.

Die dann agierende Bundesregierung könnte aber auch anders agieren. Das sollten Sie immer im Auge behalten.

Meinen Kunden gebe ich immer den Ratschlag:

Silber ist das bessere Gold.

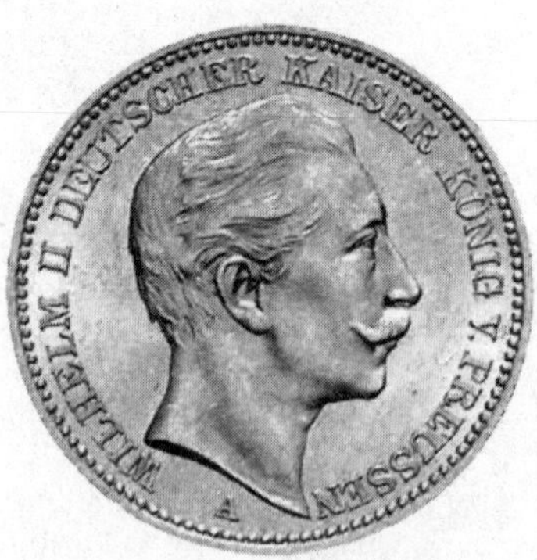

20 Goldmark
Wilhelm II

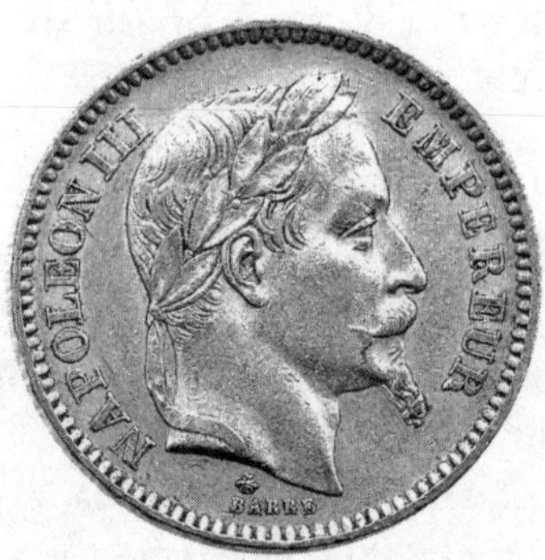

100 Francs
Napoleon III

Land	Münzart	Gewicht	Goldgehalt	Feingehalt
		Gramm		Gramm
Deuschland	20 Goldmark Wilhelm I	7,96	900	7,16
	20 Goldmark Wilhelm II	7,96	900	7,16
Frankreich	20 Francs Napoleon I	6,45	900	5,81
	20 Francs Charles III	6,45	900	5,81
	20 Francs Louis Philip	6,45	900	5,81
	20 Francs Napoleon III	6,45	900	5,81
	100 Francs Napoleon III	32,26	900	29,05
	100 Francs Genius	32,26	900	29,05
	100 Francs Egalité	32,26	900	29,05
Schweiz	20 Franken Helvetia	6,45	900	5,81
Belgien	20 Francs Leopold II	6,45	900	5,81
England	1 Pfund Goldsovereign Victoria	7,98	916	7,32
	1 Pfund Goldsovereign Edward VII	7,98	916	7,32

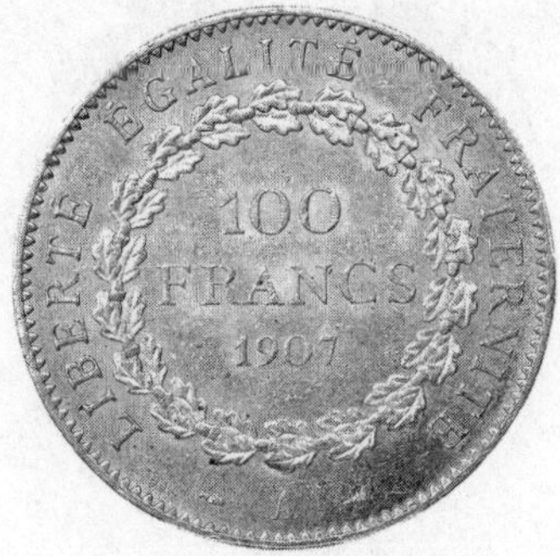

100 Francs
Egalité

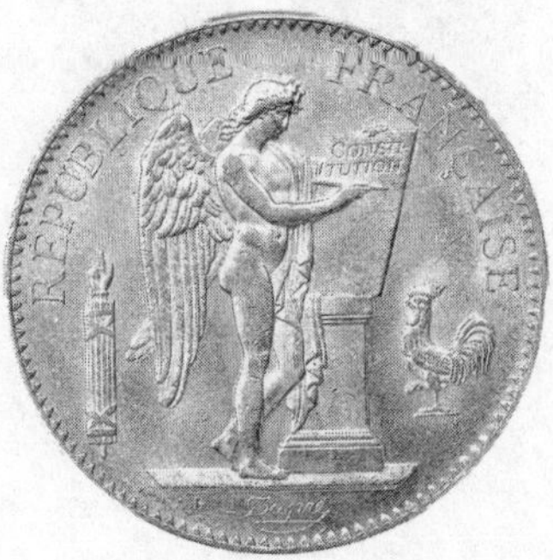

100 Francs
Genius

Fotografien Seite 210–215 © Volker Nied

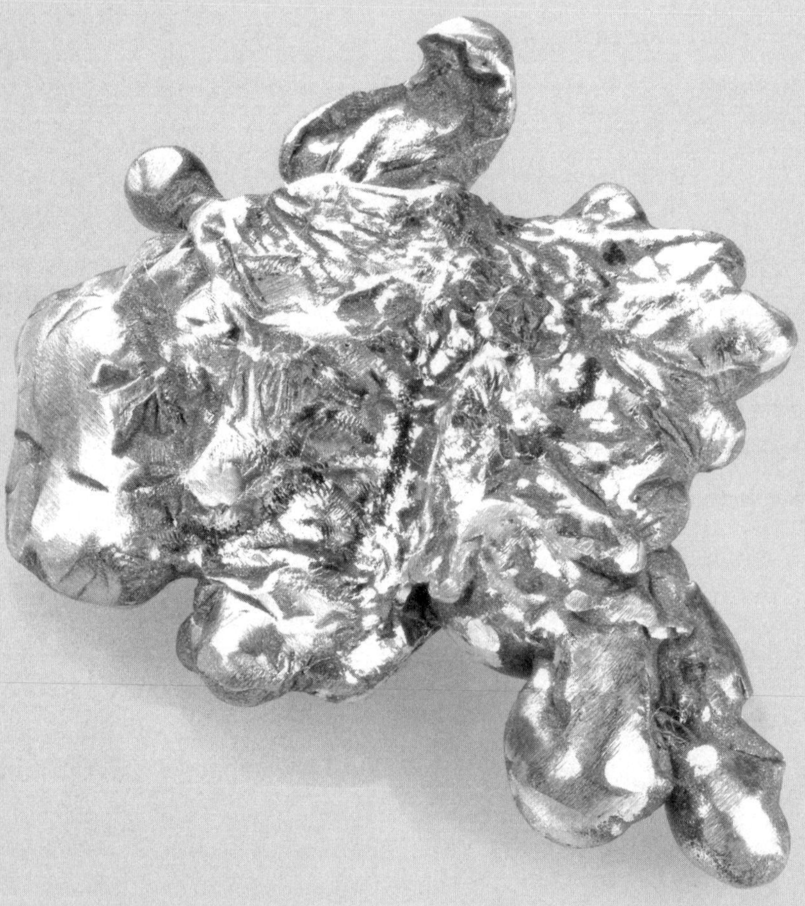

Anhang 6

Silberinvestments

Ein Silberverbot hat es noch nie gegeben. Dennoch könnte für Barrensilber (1 Kilo oder größer) künftig eine Reglementierung erfolgen, zum Beispiel dass diese nur noch über staatliche Organisationen gekauft oder verkauft werden dürfen.

Daher rate ich allen meinen Kunden zum Kauf von Silbermünzen – siehe folgende Aufstellung. Nur so können Sie einer künftigen, staatlichen Einschränkung oder Überwachung entgegentreten. Vor allem lassen sich diese leicht im täglichen Leben aufgrund der kleinen Einheiten vielseitig verwenden.

Größere Posten werden sich als »Sammlungen« tauschen lassen, sofern sich die Münzen zum Beispiel durch Prägung, Jahreszahlen oder Buchstaben unterscheiden lassen. Auf DM- und Euro-Münzen sind die verschiedenen Münz-Prägestätten regelmäßig durch die Buchstaben D, F, G und J gekennzeichnet.

Es sollten Silbermünzen sein, die heute und künftig bekannt sind. So waren die 2- und 5-Reichsmark-Silbermünzen in der DDR fast 40 Jahre ein begehrtes Tauschmittel.

Die heutigen Unzen-Münzen erfüllen dieses Kriterium nur bedingt.

Insofern Sie Silberbarren kaufen, sollten Sie möglichst nur »Heraeus«-Barren kaufen. Die Barren anderer Hersteller gehen nach dem Ankauf durch einen Händler zumeist zu einer Silber-Scheideanstalt – dies drückt sich natürlich bei einem späteren Wiederverkauf im Preis aus.

Die in Deutschland gängigen (historischen) Silbermünzen entnehmen Sie bitte der Aufstellung.

Münzen Kaiserreich

Münzart	Gewicht	Silber	Feinsilber	Erläuterungen
	Gramm		Gramm	
5 Mark Kaiserreich 1874–1915/38mm	27,78	900	25,00	unter Sammlern beliebt; auch als Massenware erhältlich
3 Mark Kaiserreich	16,67	900	15,00	unter Sammlern beliebt; auch als Massenware erhältlich
2 Mark Kaiserreich	11,12	900	10,01	unter Sammlern beliebt; auch als Massenware erhältlich
1 Mark Kaiserreich	5,56	900	5,00	unter Sammlern beliebt; auch als Massenware erhältlich
1/2 Mark Kaiserreich	2,78	900	2,50	unter Sammlern beliebt; auch als Massenware erhältlich

Münzen Weimarer Zeit und Drittes Reich

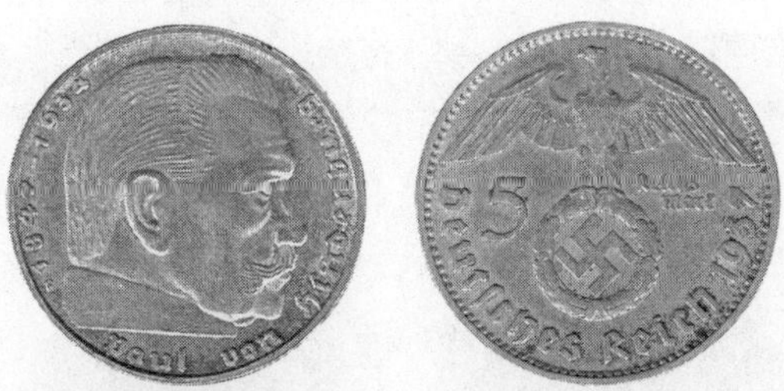

5 Reichsmark

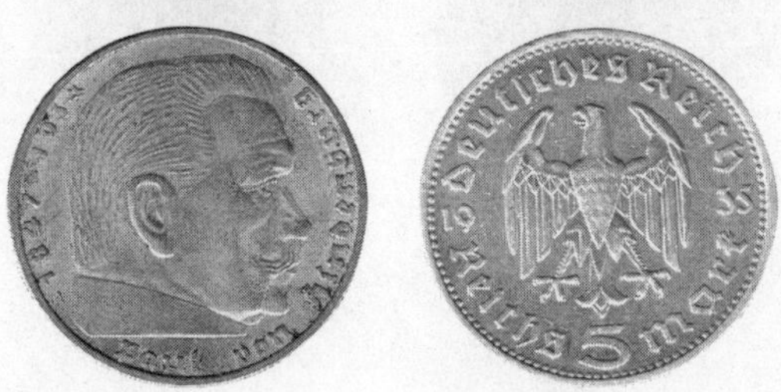

5 Reichsmark

Fotografien Seite 219–224 © Volker Nied

Münzen Deutschland (neuzeitlich)

Münzart	Gewicht	Silber	Feinsilber	Erläuterungen
	Gramm		Gramm	
5 DM Gedenkmünzen (vor 1980)	11,20	625	7,00	ideal als ganze Sammlungen zum späteren Tauschen
5 DM Gedenk-/Umlauf-münzen (ab 1980)	0,00	0	0,00	nur Kupfer/Nickel – Vorsicht wertlos!
5 DM Silber Adler 1951 bis 1974	11,20	625	7,00	sehr begehrt; große Stück-zahlen nicht mehr erhältlich
10 DM Gedenkmünzen Olympia 1972	15,50	625	9,69	sehr begehrt; ideal Sammlungen je 24 verschiedene Münzen
10 DM Gedenkmünzen 1987 bis 1997	15,50	625	9,6875	ideal als ganze Sammlungen zum späteren Tauschen
10 DM Gedenkmünzen 1999 bis 2001	15,50	925	14,34	fast ½ Unze Silber; sehr begehrt - Top Investment !!
10 € Gedenkmünzen 2002 bis 2010	18,00	925	16,65	ideal als ganze Sammlungen zum späteren Tauschen
10 € Gedenkmünzen 2011bis 2015	16,00	625	10,00	ideal als ganze Sammlungen zum späteren Tauschen

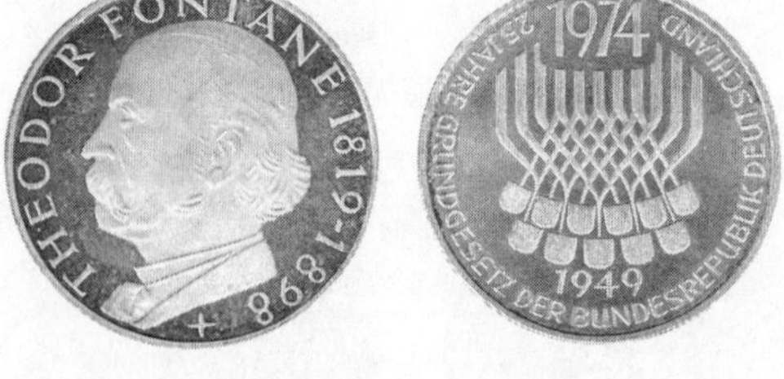

5 DM Gedenkmünze

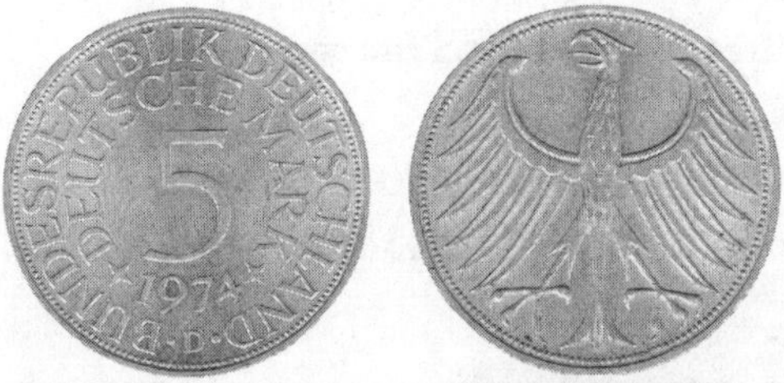

5 DM
Silberadler

10 DM Olympia-
Gedenkmünzen

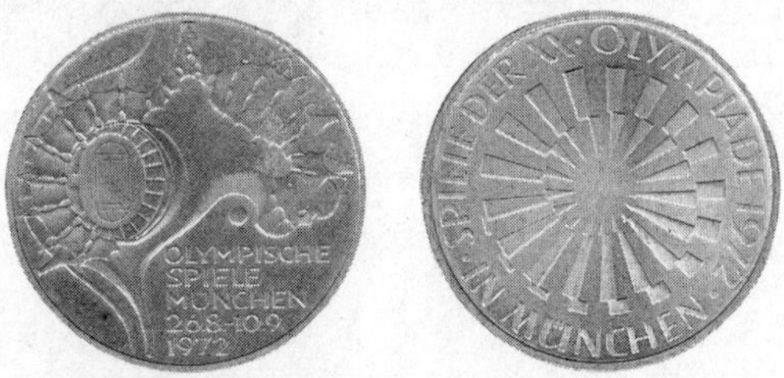

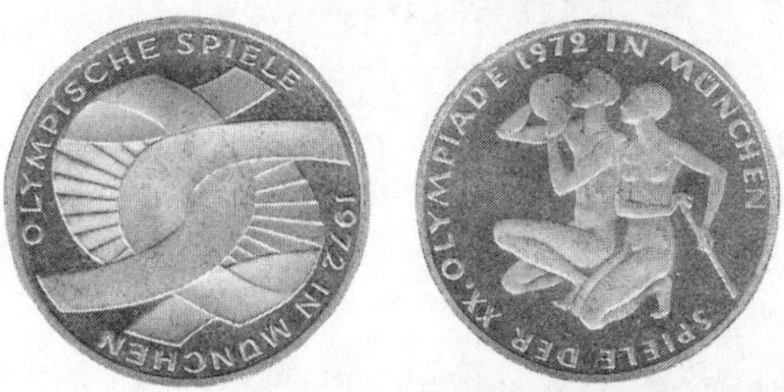

10 DM Olympia-
Gedenkmünzen

10 Euro /
925-er Silber

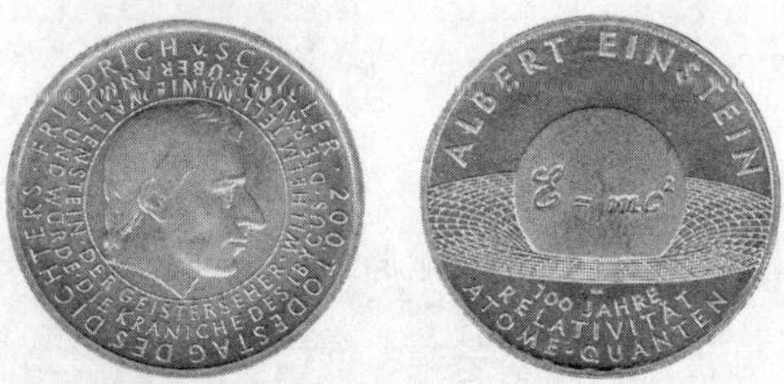

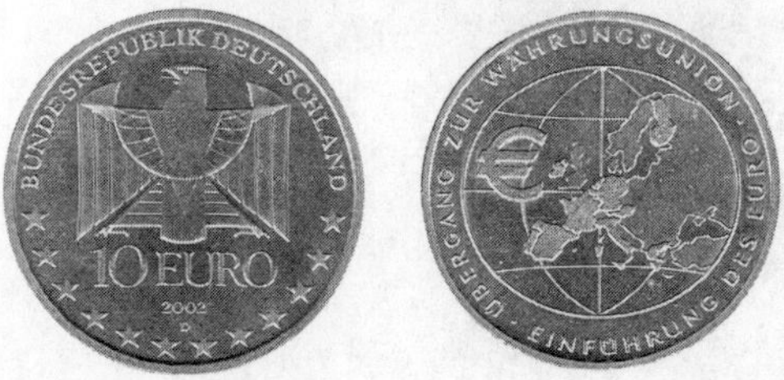

10 Euro /
925-er Silber

Alternative Münzen und Barren

Münzart	Gewicht	Silber	Feinsilber	Erläuterungen
	Gramm		Gramm	
Maria-Theresia-Taler, 1780 Nachprägung	28,02	835	23,40	Kultmünze – über 150 Jahre in arabischen Ländern genutzt
25 Schilling (Gedenkmünzen)	13,00	800	10,40	1955–1973 sehr begehrt
50 Schilling (Gedenkmünzen)	20,00	900	18,00	1959–1973
50 Schilling ab 1974	20,00	640	12,80	1974–1978
100 Schilling (Gedenkmünzen)	24,00	640	15,36	(aber auch 900er bei 18 g)
1 Unze Philharmoniker (Münzanstalt Österreich)	31,10	999	31,07	falls nicht verfügbar: Maple Leaf – (kennt aber kaum jemand)
Silberbarren 1 Unze	31,10	999	31,07	möglichst nur Heraeus – andere haben schlechten Rückkauf
Silberbarren 100 Gramm	100,00	1000	100,00	möglichst nur Heraeus – andere haben schlechten Rückkauf
Autobarren Franklin MINT	66,00	925	61,05	dekorative Barren mit Automotiven

Philharmoniker
1 Unze Silber

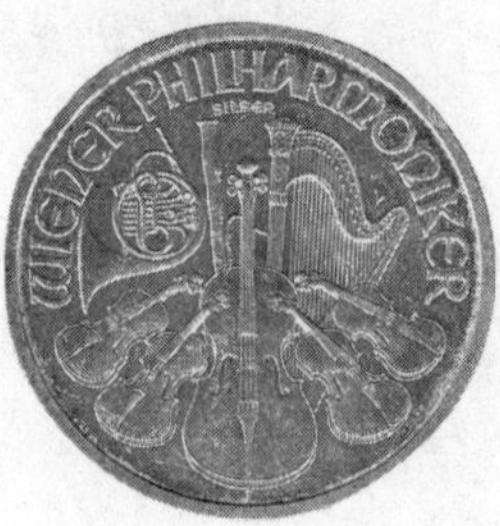

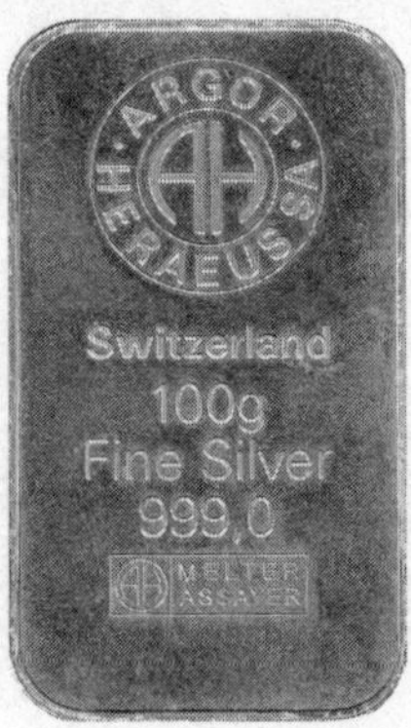

Heraeus
100 Gramm
Silberbarren

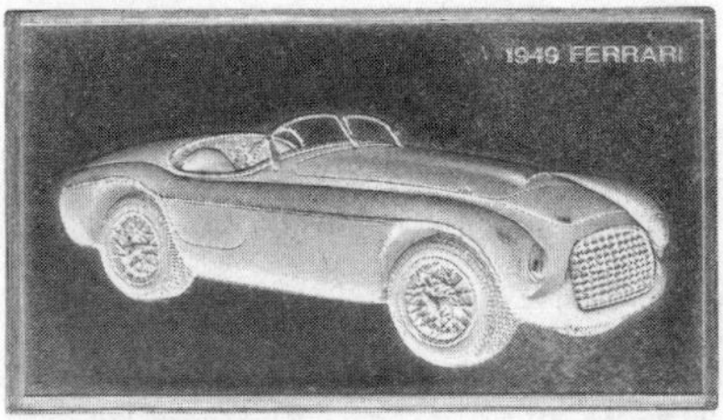

Franklin Mint
Autobarren
66 Gramm /
925er Silber

Auch erhalten Sie einen kleinen Überblick, in welche weiteren Silberobjekte Sie investieren können. Es gibt eine Reihe von sehr dekorativen Gegenständen, die im täglichen Leben auch große Freude bereiten können.

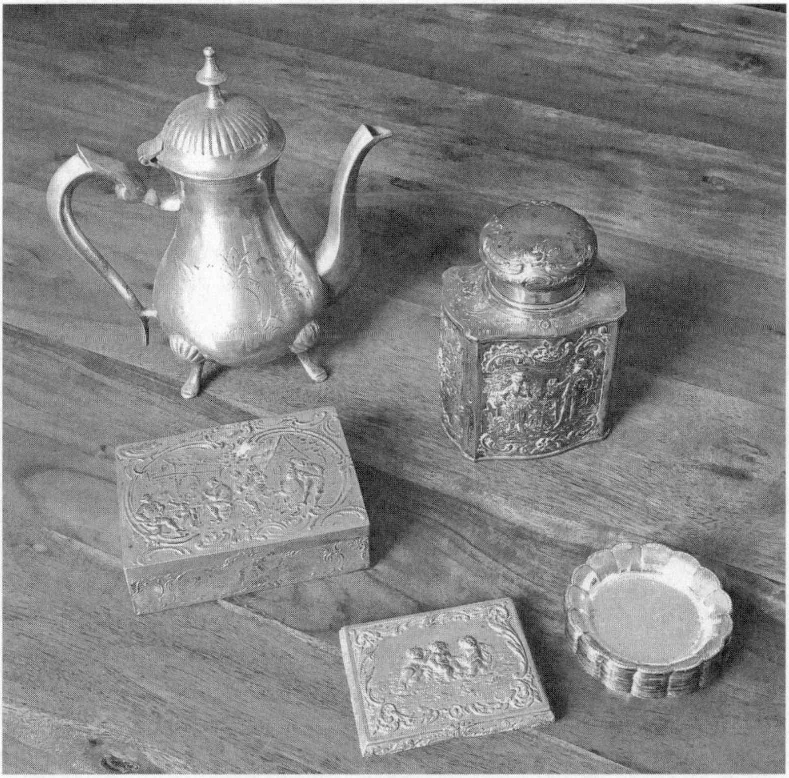

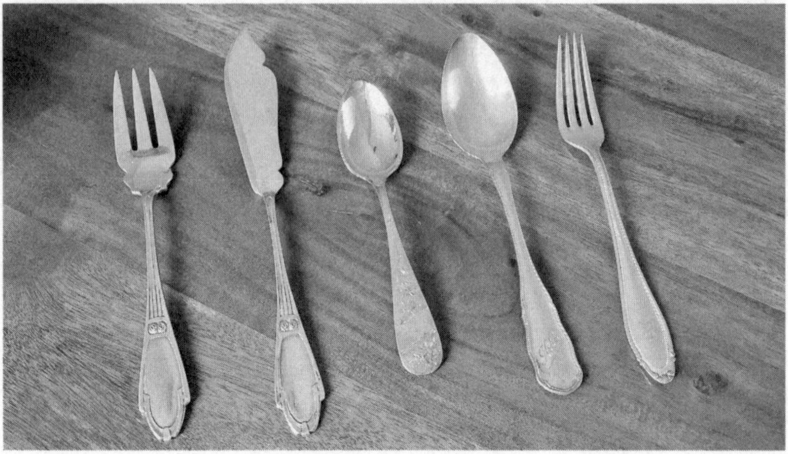

Anmerkung zu Foto Silbermünzen Frankreich:

Sollten Sie sich für ein späteres Leben in einem benachbarten Land interessieren, so könnten Sie strategisch Silbermünzen des betreffenden Landes kaufen. Auf dem Foto sind beispielsweise Silbermünzen aus Frankreich als kleine Auswahl dargestellt. Die abgebildeten Silbermünzen kennen die meisten Franzosen noch aus früheren Zeiten.

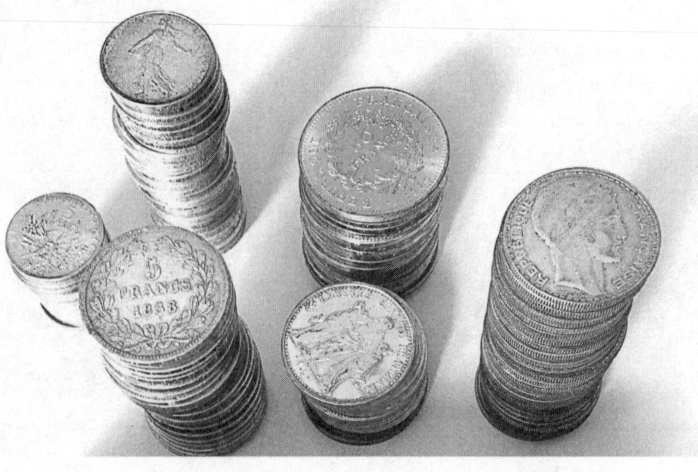

Investment in Silberkunst

Für diejenigen Anleger, die über größere Anlagebeträge verfügen, etwas ganz Besonderes:

Kunst und Silber in Reinform:

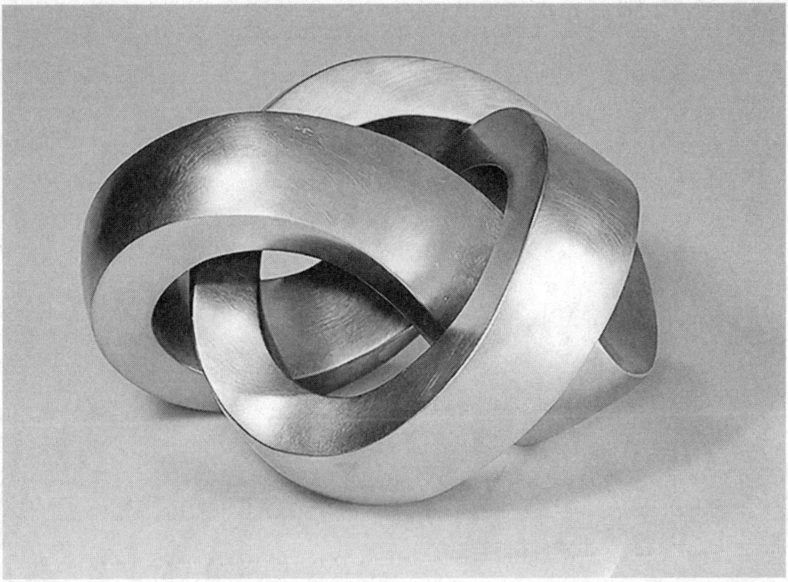

Maximilian Verhas: »Small Ring of Kerry«
Silbervollguss (Feinsilber, 999) / Entstehungsjahr 2009 / Durchmesser ca. 20 cm
Gewicht ca. 10 kg / Auflage: 25 Exemplare, signiert und nummeriert.

(je nach Kunstgeschmack bietet Bullion-Art eine weitere Auswahl an Kunstobjekten – alle in 999er Silber)

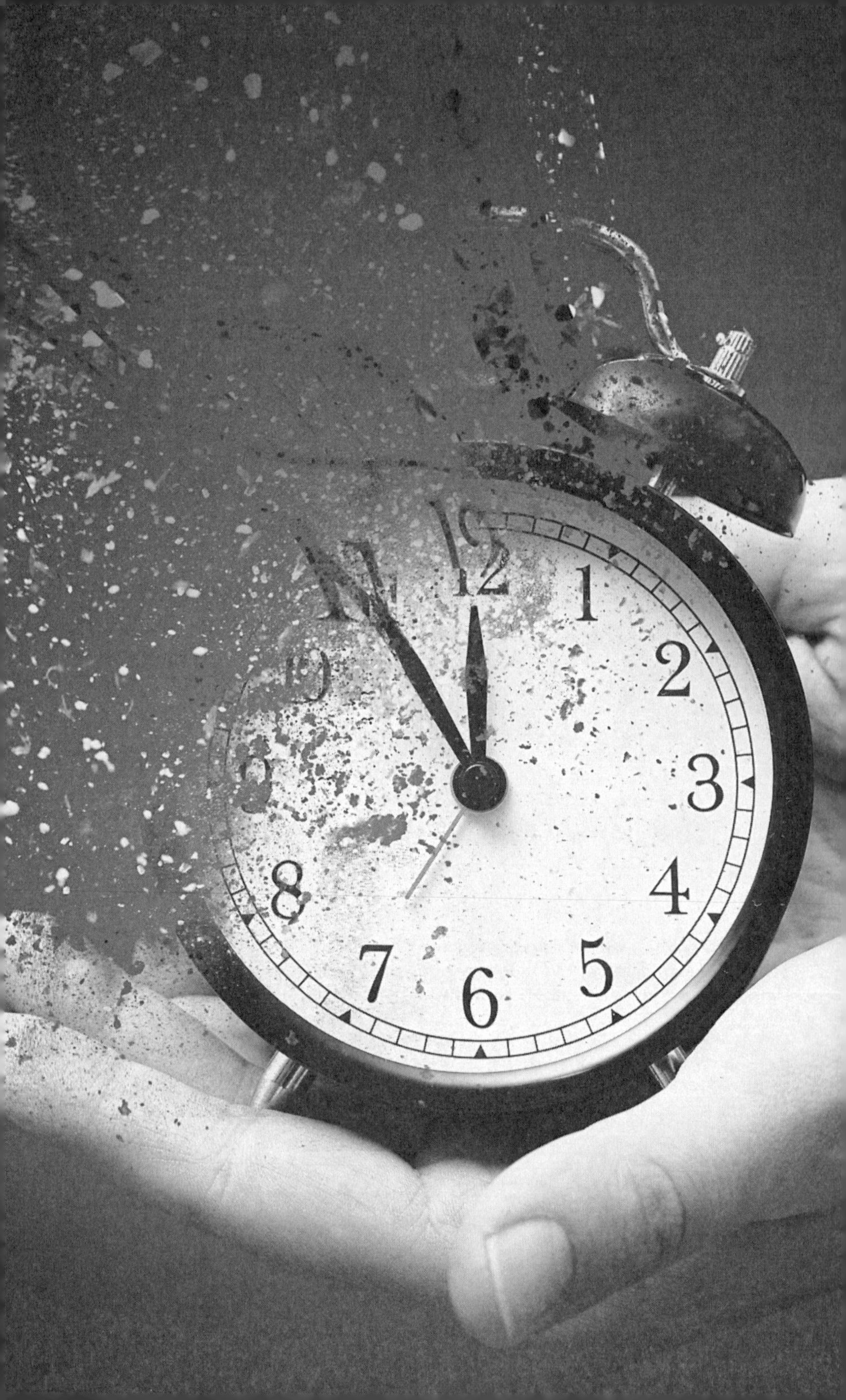

Anhang 7

Ende oder Wende?

Um es vorweg zu sagen, Texte mit religiösem Inhalt haben in einem wirtschaftlich ausgerichteten Buch eigentlich nichts zu suchen. Unsere mentale Crashvorbereitung ist jedoch sehr wichtig. Deshalb hat das Kapitel »Epochenwende« am Ende des Buches die künftig zu erwartenden Entwicklungen zunächst von der wirtschaftlichen Seite her beleuchtet. Als ökonomisch denkender Mensch hatte ich aber auch angesprochen, dass wir künftig mit weniger zufrieden sein müssen. Ebenso werden andere Menschen in Krisenzeiten besonders unserer Hilfe bedürfen. Die Astrologin Christiane Durer hat den Epochenwandel aus ökonomischer, aber auch gesellschaftlicher Sicht beschrieben. Der nachfolgende Beitrag betrachtet die neue, kommende Epoche nun gänzlich anders, und zwar aus christlicher Sicht. Für religiös offene Leser könnte diese Gedanken eine interessante Sichtweise darstellen.

Ende oder Wende?
Ausblick in das neue Zeitalter

Immer mehr Menschen beschäftigt die Frage: Wie geht es weiter? Wo führt es hin? Im Leben jedes Einzelnen breitet sich zusehends mehr Unpässlichkeit , Verunsicherung und vor allem Angst aus . Die Wurzel dieser Gefühle liegt in erster Linie in der Unwissenheit der Menschen über geistig-göttliche Zusammenhänge. Diese Gefühle haben ihre Berechtigung, da sich jetzt das Wort Jesu Christi erfüllt: »Siehe, ich mache alles neu, einen neuen Himmel und eine neue Erde«.

Der Titel »Ende oder Wende?« ist eigentlich nicht ganz richtig, weil es genau genommen heißen müßte: »Ende und Wende«.

Beendet wird jene Zeit, wie wir sie heute mit all ihren Erscheinungsformen verstehen. Diese für jetzt noch gültige Zeitqualität könnten wir auch als Karmazeit bezeichnen. Das Gesetz von Ursache und Wirkung haben wir selbst, durch unsere ständig fortschreitende Entfernung vom göttlichen Urquell, ins Leben gerufen. Allerdings ist es ein Gesetz der Gnade, das es uns ermöglicht, durch neue Inkarnationen Belastungen aus der Vergangenheit zu korrigieren und daran zu lernen. In unserem Unverständnis haben wir laufend neue belastende Wirkungen gesetzt, sodass es zu immer größeren Verstrickungen gekommen ist. Als vor 2000 Jahren unsere Situation schon völlig aussichtslos erschien, sah Gott nur noch die eine Möglichkeit, selbst zu kommen, um seinen verirrten Kindern den Weg zu zeigen und voranzugehen. So kam ER selbst in Jesus Christus als Ausdruck der Liebe, die ja das innerste Wesen Gottes ist in unsere Welt. Er brachte uns den Glauben, die Hoffnung und vor allem die Liebe. Er verankerte diese Liebe als Erlöserfunken in den Menschenherzen, ja in der ganzen Schöpfung. Seither gilt: Die Liebe löst alles, und wer sich unter die Liebe stellt, fällt nicht unter das Gesetz.

Gott schenkte uns durch diese einmalige Erlösungstat, die im Opfertod von Jesus Christus auf Golgotha gipfelte, die Möglichkeit einer enormen karmischen Abkürzung.

Dass jedoch nur wenige Seelen diese Möglichkeit wahrgenommen haben, zeigt unsere heutige unverrückbare Konstante im göttlichen Heilsplan, aktualisiert sich alles, was an alten Belastungen noch vorhanden ist. Dies gilt für das Leben des Einzelnen, aber auch für die Menschheit als Ganzes. Alles, was an Ungutem von uns ausgegangen und noch nicht erlöst ist, kehrt nun zu uns zurück.

Wir haben jetzt unsere letzte, zeitlich begrenzte Möglichkeit, Ordnung in unser Leben zu bringen.

Wenn wir bedenken, welch unendliches Leid der Mensch dem Mineral-, Pflanzen- und Tierreich zugefügt hat, das nach Erlösung schreit, ist für uns in nächster Zeit einiges zu erwarten.

Es ist nicht so, dass sich die Natur rächen würde: Es kehrt nur zu uns zurück, was von uns ausgegangen ist. Alle negativen Energien, die über lange, lange Zeiträume ausgesendet wurden, kehren nun, sozusagen im Zeitraffertempo, zu den Urhebern zurück. Alles, was nicht in Liebe erlöst beziehungsweise umgewandelt wird, kann den kommenden Aufstieg des Planeten Erde nicht mitmachen und bleibt zurück auf einer tieferen Seinsstufe. Es steht fest, daß die Erde eine neue Umlaufbahn bekommt. Sie steigt höher und mit ihr alle Wesenheiten, die sich zur tätigen Liebe und Nächstenliebe bekennen. Denn nach dem Resonanzgesetz ist diese Licht- und Liebesenergie, in der sich die Erde nach endgültig vollzogener Reinigung befinden wird, nur für Seelen mit ähnlicher Schwingungsqualität als Lebensraum geeignet.

Für unsere Zeit jetzt gilt: Alles, was aus Liebe geschaffen ist, lebt! Alles, was lieblos geschaffen ist, wird vergehen.

In dieses neue, goldene Zeitalter kann nichts Altes, Belastetes eingehen. Sicherlich wird es uns nicht leichtfallen, wenn wir uns von Gewohntem, Bekanntem, alten Seelenmustern und von unserem sogenanntenWohlstand innerlich lösen müssen. Oder um es mit einem Wort zu sagen, wenn wir aus unserem Dämmerschlaf aufwachen müssen. Sicher erschüttert es uns auch, wenn wir die Illusion menschlich geschaffener Sicherheit, wie zum Beispiel des Gesundheitswesens, des Versicherungssystems, der Altersversorgung oder unseres Finanzsystems erkennen müssen. Wir erleben so manchen Schock, wenn wir beginnen, die Wahrheit zu sehen. Aber es sind heilsame Schocks. Jeder kann sich glücklich preisen, wenn er sie schon heute erleben darf.

Alles, wovon wir uns innerlich schon jetzt trennen können, stellt später keinen Ballast mehr dar, und wir können dann auch im Äußeren zu gegebener Zeit schnell und einfach loslassen, ohne den Boden unter den Fußen zu verlieren.

Die Schwingungserhöhung auf unserer Erde geht nun mit jedem Tag schneller voran, sodass wir gut daran tun, möglichst viel schon heute zu erledigen, um morgen frei zu sein für das Neue.

Gerald Kobierski

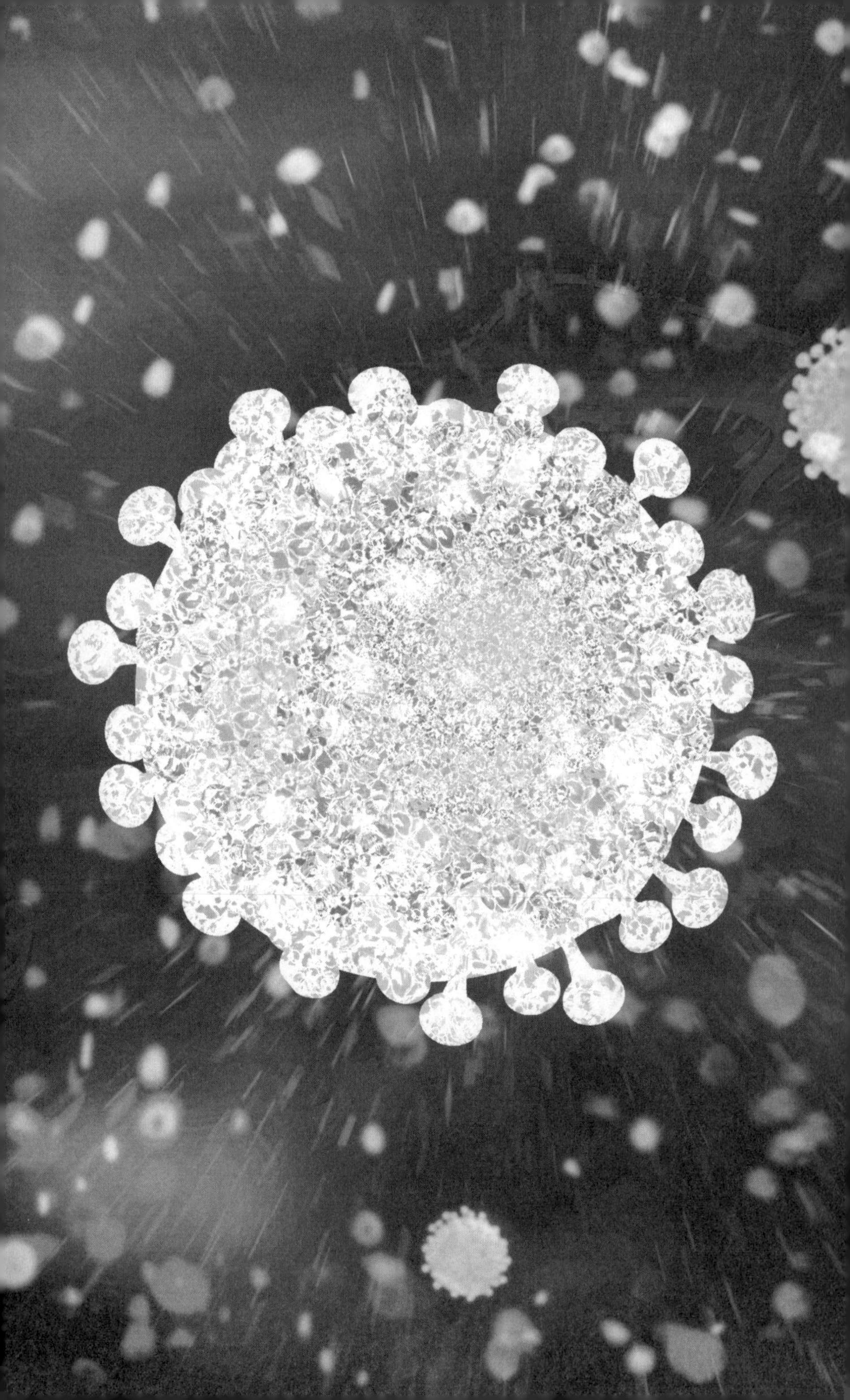

Anhang 8

Corona – Umgang mit der Pandemie

(Erfahrungsbericht des Autors)

Seit März 2020 befinden sich große Teile der Welt im Panikmodus. Die Mehrheit der Bevölkerung wird durch Politiker und die Medienberichterstattung wegen der Corona-Pandemie in Angst und Schrecken versetzt. Unabhängig von den verheerenden wirtschaftlichen Folgen dringt diese Panik und Angst tief in das Bewusstsein der Bevölkerung ein. Ein Leben in Freiheit sieht anders aus.

Unsere Familie sowie eine Reihe unserer Freunde sind nicht in den Panikmodus geraten. Wir hatten uns gegen eine mögliche Viruspandemie gut vorbereitet. Vorangegangen waren seit Jahren medizinische Beratungen, die wir eingeholt hatten.

Unsere Vorbereitungen waren:

- Aufbau des Immunsystems
- Bevorratung von kolloidalem Silber (Silberwasser)

Aufbau unseres Immunsystems

In Erwartung der regelmäßigen Frühjahrsgrippewelle begannen wir bereits im Januar 2020 mit der Einnahme von natürlichen Präparaten, die das Immunsystem stärken – es gibt eine Vielzahl sehr guter Präparate hierzu in der Apotheke. Wir verbanden dies mit dem vermehrten Essen von Obst und viel Gemüse. »Ein Top-Immunsystem ist die Basis für die gesunde, eigene Abwehr von grippalen Infekten« – Zitat unserer lokalen Apothekerin. Zu Beginn der Corona-Krise hatte wir alle ein gutes, intaktes Immunsystem.

Bevorratung von kolloidalem Silber

Als »Nicht-Mediziner« ist es mir nicht gestattet, Erläuterungen zu Silberwasser wiederzugeben.

Einen sehr guten Beitrag von Carina Rehberg (10. April 2020) zur Wirkungsweise und Anwendung von kolloidalem Silber finden Sie unter folgendem Link:

https://www.zentrum-der-gesundheit.de/kolloidales-silber-anwendung-ia.html

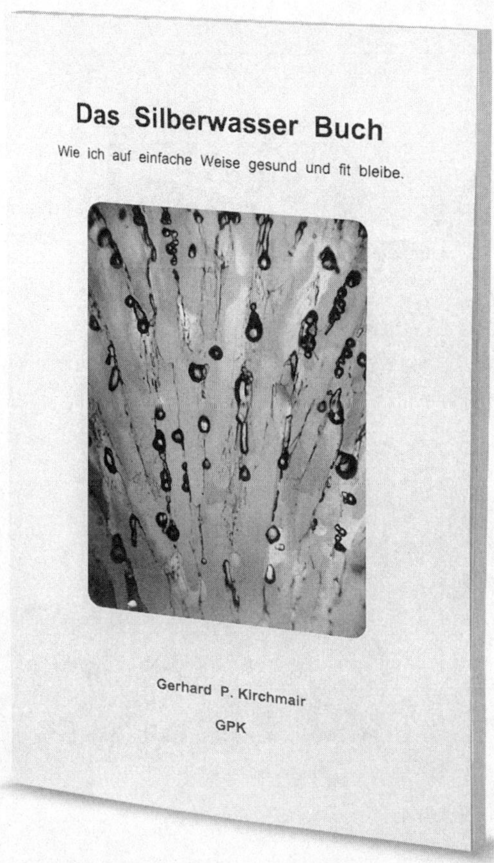

Unsere Familie setzt seit Jahren sehr erfolgreich Silberwasser zur Abwehr grippaler Infekte ein. Eine Heilung bei uns erfolgte immer innerhalb von zwei bis drei Tagen.

Vor vier Jahren unterzog ich mich einer komplizierten Operation. Der behandelnde Chirurg wollte mir Antibiotika in intensiver Form verabreichen – zum einen wegen der Operationsrisiken, zum anderen wegen des eingesetzten Implantats. Nachdem ich den Einsatz von Antibiotika ablehnte, nahm ich bereits vor, aber auch nach der Operation intensiv Silberwasser ein. Die Wunde behandelte ich mit Silberwasser-Bädern. Die Heilung nach der OP verlief ohne Komplikationen und überaus schnell.

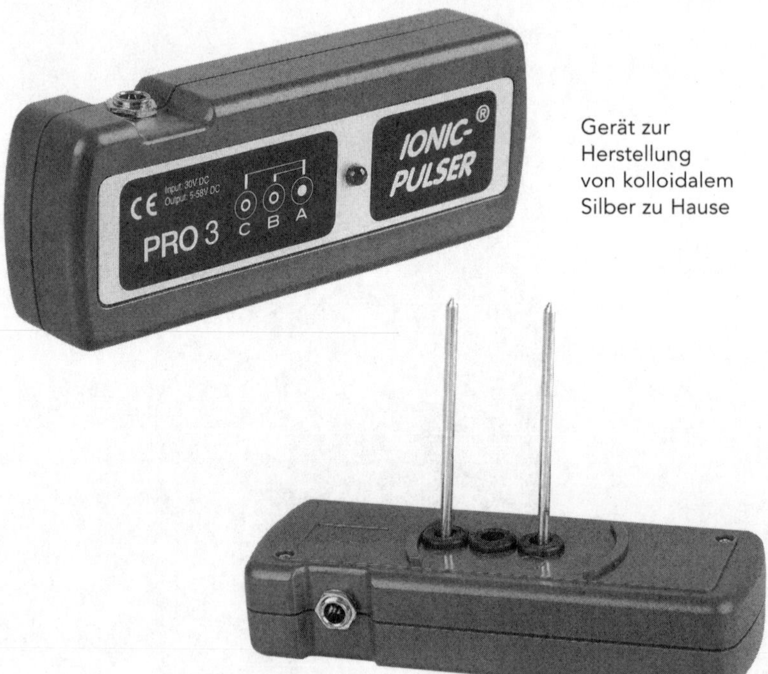

Gerät zur Herstellung von kolloidalem Silber zu Hause

Zu Beginn der Coronakrise deckten sich unsere Familie sowie Freunde mit Vorräten an kolloidalem Silber ein. Wir wählten eine sehr hohe Konzentration von 100 ppm. Zwar können wir alle Silberwasser selbst herstellen, jedoch erwarteten wir eine Pandemie schlimmster Art. Deshalb erschien es besser, professionell hergestelltes Silberwasser zu bevorraten.

Fazit

Selbst bei einem künftigen Ausbruch einer schweren Viruspandemie – vergleichbar mit der Pest – haben wir bei einem Silberwasservorrat keine Angst um die Gesundheit unserer Familie oder unserer Freunde. Allergrößte Besorgnis hätten wir aber um all die Mitmenschen, die über kein kolloidales Silber verfügen.

Danksagungen

Lektorat Michael Brückner

Meinen herzlichen Dank für Ihre Geduld und Mühen.

Kopp-Verlag

Für mich war die Zusammenarbeit mit den Damen und Herren des Kopp Verlages ein neues Erlebnis. Alle Mitarbeiterinnen und Mitarbeiter waren von ausgesuchter Freundlichkeit – ihre Herzlichkeit war überwältigend. Mit viel Geduld haben sie alle meine Anfragen professionell beantwortet. Die gemeinsamen Aufgaben wurden blitzschnell erledigt.

In alphabetischer Reihenfolge danke ich sehr herzlich: Stefanie Huber, Silva Jelen, Nicole Lechner, Martina Kimmerle, Waltraud Neher, Thomas Tritschler.

Herr Jochen Kopp hat meine absolute Bewunderung – seine zugängliche und herzliche Umgangsweise hat mich tief beeindruckt.

Abdruckgenehmigungen Texte im Anhang

- Bullion Art, Frauke Deutsch
- GbR Volker Nied & Nicole Nied
- Gerald Kobierski, Zöbern / Pichl, Österreich
- Kopp Report, Torsten Groß
- Matterhorn Asset Management AG, Zürich, Egon von Greyerz
- Spiegel Verlag Hamburg, Hamburg, Spiegel-Geschichte 4/2009, Alexander Jung

Literaturempfehlung

Es gibt eine Reihe teils guter Literatur zum kommenden Crash. Jedoch teile ich oft nicht die Anlageempfehlungen der jeweiligen Autoren. Deshalb verzichte ich darauf, diverse Literatur zu empfehlen.

Hiervon ausgenommen ist einzig das sehr gute Buch von Eberhard und Eike Hamer: »Der große Crash Ratgeber – Was tun vor, im und nach dem Crash?«

Das Buch beleuchtet den kommenden Crash aus verschiedenen Blickwinkeln. Die Ansätze zu den Prognosen unterscheiden sich zwar einerseits von denen des vorliegenden Buches. Andererseits ergänzen die Autoren das Buch mit ihrer Schilderung kommender Auswirkungen auf weitere gesellschaftliche Bereiche. Das Buch der Autoren Hamer habe ich mit Begeisterung gelesen.

Der Titel ist beim Kopp-Verlag erhältlich.

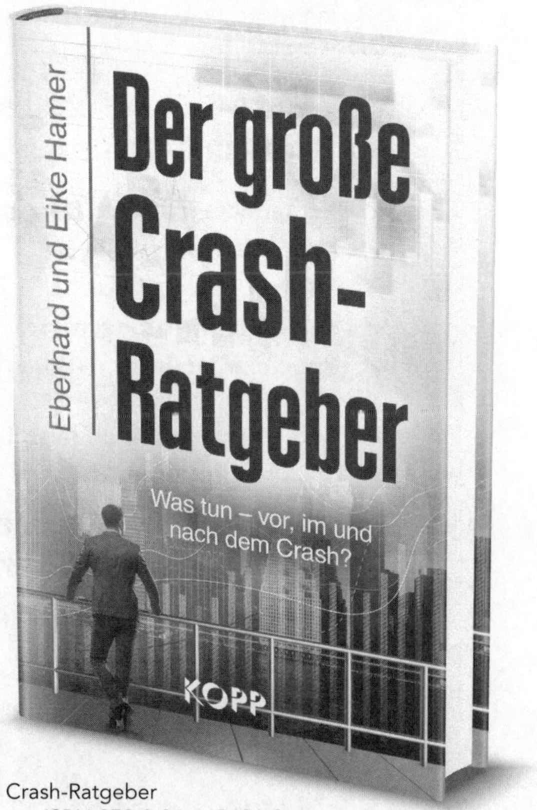

Der große Crash-Ratgeber
Eberhard und Eike Hamer ISBN 978-3-86-445421-9

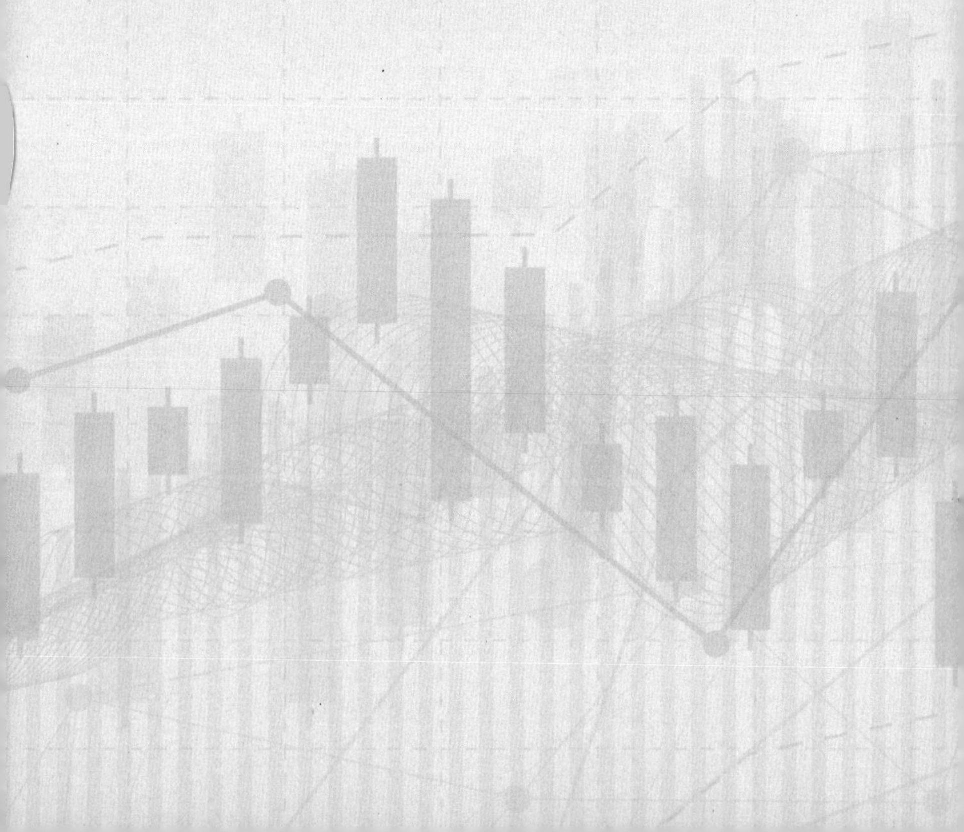